Ergebnisse der Adriamycin-Therapie

Adriamycin-Symposium Frankfurt/Main 1974

Herausgegeben von
M. Ghione J. Fetzer H. Maier

Mit 47 Abbildungen

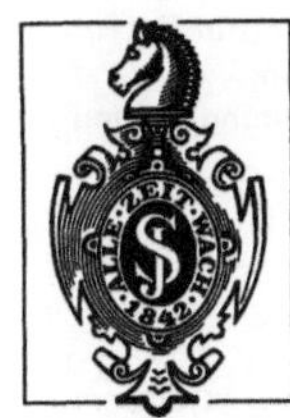

Springer-Verlag
Berlin Heidelberg New York 1975

M. Ghione, Prof. Dr., Medical Research Farmitalia, Mailand/Italien
J. Fetzer, Dr., Deutsche Farmitalia, Freiburg/BRD
H. Maier, Dr., Deutsche Farmitalia, Freiburg/BRD

ISBN-13:978-3-642-66028-3   e-ISBN-13:978-3-642-66027-6
DOI: 10.1007/978-3-642-66027-6

Vorwort

Bereits 3 Jahre nach dem ersten Adriamycin-Symposium und 2 Jahre nach
der Veröffentlichung der Referate jener Tagung erschien es angezeigt,
Wissenschaftler aus aller Welt erneut zusammenzurufen, um über die
inzwischen gewonnenen Erfahrungen mit Adriamycin zu berichten.

Nachdem in einer ersten Phase die Wirkung dieses Chemotherapeutikums
für die systemischen Krebserkrankungen erkannt und erforscht war,
konnte in vielen kontrollierten Studien an bedeutenden, mit der Krebsforschung befassten Instituten in aller Welt nachgewiesen werden, dass
Adriamycin heute auch in der Bekämpfung solider Tumoren zu einem wichtigen, in der Krebs-Therapie wirksamen Pharmakon gezählt werden muss.

Die Vorträge dieses Symposiums unterstreichen die wichtige Rolle dieser für die moderne cytostatische Therapie bedeutsamen Substanz. Der
Sinn dieser Tagung ist, auch für die Zukunft neue Anregungen für Forschung und internationale Zusammenarbeit beim Kampf gegen den Krebs
zum Wohle des Patienten zu gewinnen.

D. Schmähl

Die Veröffentlichung der Referate des zweiten Adriamycin-Symposiums
sollte möglichst rasch erfolgen und in kurzer Zeit dem interessier-
ten und onkologisch tätigen Arzt zur Verfügung stehen. Deshalb haben
wir uns entschlossen, auf ein Sachregister und ein ausführliches Li-
teraturverzeichnis in diesem Buche zu verzichten, was dankenswerter-
weise unter diesen Voraussetzungen vom Springer Verlag akzeptiert
wurde. Allen Vortragenden und allen Beteiligten bei der Durchführung
des Symposiums möchten wir an dieser Stelle unseren besonderen Dank
sagen.

Im November 1974

M. Ghione
J. Fetzer
H. Maier

Inhaltsverzeichnis

Adriamycin in der Kombinationstherapie

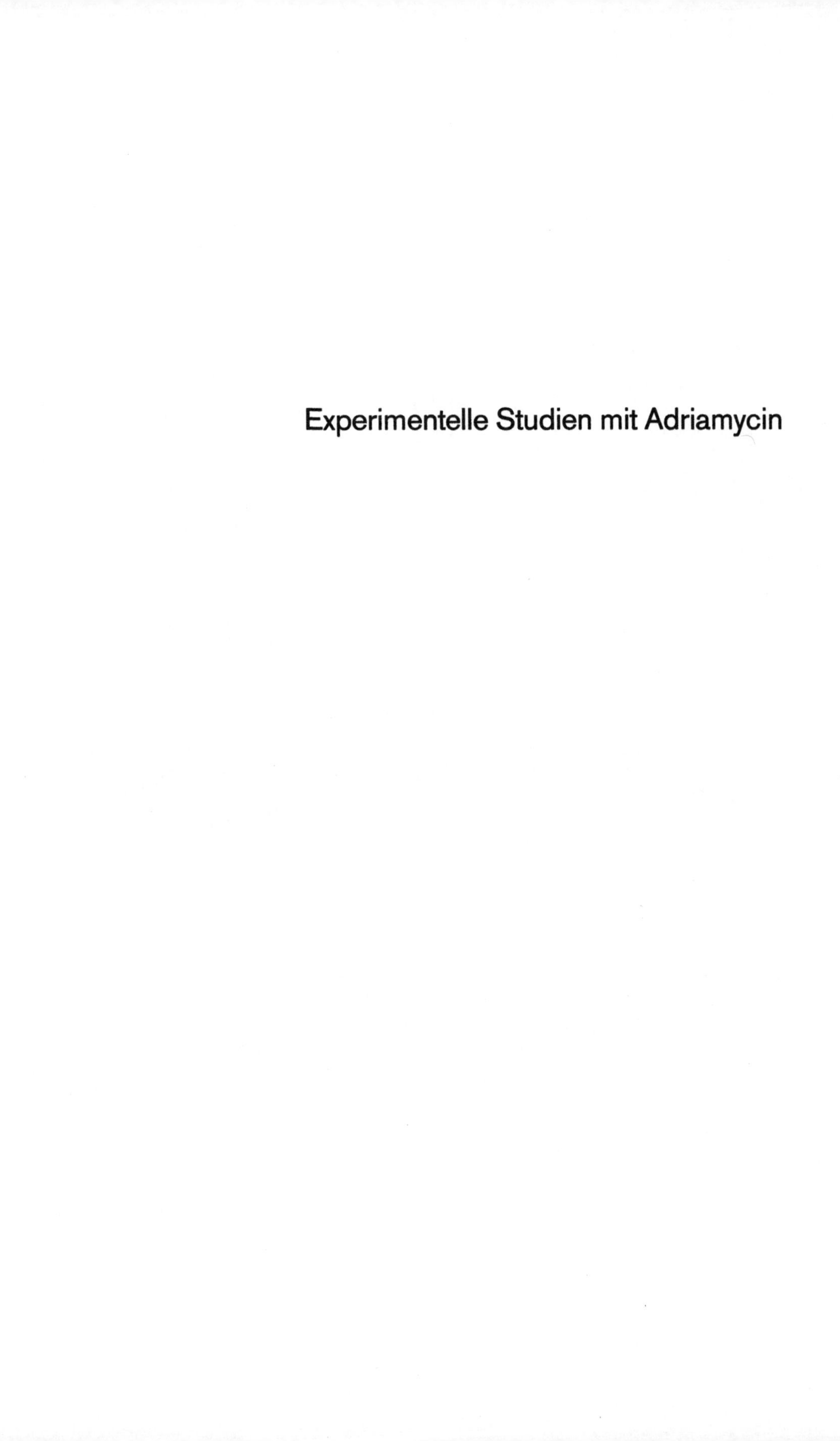

Experimentelle Studien mit Adriamycin

Adriamycin Activity in Experimental Tumors*

A. Goldin and R. K. Johnson

Laboratory of Experimental Chemotherapy, Drug Research and Development, Division of Cancer Treatment, National Cancer Institute, Bethesda, MD 20014, USA

Adriamycin is an active drug of pronounced clinical interest. It has demonstrated broad spectrum activity against a variety of tumors in man and it is a drug of particular interest since it has demonstrated definitive activity against solid tumors, including lung tumors and sarcomas which are ordinarily not too amenable to therapy with the known antitumor agents. There are currently four anthracyclines of clinical interest, namely adriamycin, daunomycin, rubidazone and carminomycin. These are compounds that are closely related structurally and all four are active in a variety of experimental tumor systems. Adriamycin and daunomycin are very closely related, the former having a hydroxyl group instead of a hydrogen in the acetyl radical of the aglycone moeity (1–3). Rubidazone is a daunomycin derivative having a benzoyl hydrazone substituent at the 13 position (4). Carminomycin differs from daunomycin in stereochemical configuration in the A ring and in having a hydroxyl group rather than methoxyl at the 4 position (5).

A comparison was made of adriamycin, daunomycin, rubidazone and carminomycin in the treatment of leukemia L1210 on three schedules of treatment (Table 1). It is clear that adriamycin provided the most effective therapy on a single treatment on day one only. It yielded

Table 1. Summary comparison adriamycin, daunomycin, rubidazone and carminomycin Leukemia L1210 (I.P.) Schedule of Treatment (I.P.)

| Drug | Day 1 only | | Q4D 1, 5, 9 | | QD 1–9 | |
	O.D.	ILS (surv.)* %	O.D.	ILS (surv.) %	O.D.	ILS (surv.) %
Adriamycin	13.3	121	8	63 (1/10)	1.8	43
Daunomycin	3	56	5	20	1.8	44
Rubidazone	8	53	5	63	3	50
Carminomycin	0.65	53	0.39	40	0.14	32

* ILS = percent increase in survival time over controls
 surv. = survivors/total on day 30

*Based on studies presented at the International Symposium on Adriamycin, Brussels, May 16–18, 1974.

4

a 121 % increase in survival time of the animals. On an every four
day schedule, administered on days 1, 5, and 9, it gave a 63 % increase in survival time and there were 1/10 long-term survivors.
Rubidazone appeared to be somewhat more effective than daunomycin,
particularly on the every four day schedule (Q4D 1, 5, 9) and on the
daily schedule (QD 1-9). On the latter schedule, rubidazone appeared
to be slightly more effective than adriamycin, daunomycin or carminomycin. Daunomycin, rubidazone and carminomycin did not demonstrate
any specific schedule dependency. It is of interest to note that the
optimal doses of carminomycin on the three schedules employed were
considerably lower than those for the other three anthracyclines,
a reflection of greater toxicity of the carminomycin.

Adriamycin was also more effective than daunomycin, rubidazone or
carminomycin in the treatment of leukemia P388 (Table 2). Treatment
on day 1 only yielded a 104% increase in the lifespan of the animals
and there were 3/10 survivors. On the intermittent schedule involving
treatment on days 1, 5, and 9 there was a 118 % increase in survival
time and 1/10 survivors. On the daily schedule, there was a 136 % increase in survival time. Daunomycin, rubidazone and carminomycin, although not as effective as adriamycin, nevertheless exerted definite
therapeutic activity on all three scheduldes.

Table 2. Summary comparison adriamycin, daunomycin, rubidazone and carminomycin
Leukemia P388 (I.P.) Schedule of Treatment (I.P.)

Drug	Day 1 only		Q4D 1, 5, 9		QD 1-9	
	O.D.	ILS (surv.)* %	O.D.	ILS (surv.) %	O.D.	ILS (surv.) %
Adriamycin	13.3	104 (3/10)	5	118 (1/10)	1.08	136
Daunomycin	5	59	3	72	0.65	77
Rubidazone	5	68	8	63	3	113
Carminomycin	0.65	72	0.65	72	0.14	77

* ILS = percent increase in survival time over controls
  surv. = survivors/total on day 60

Adriamycin, daunomycin and rubidazone were highly effective in the
treatment of intraperitoneally inoculated B16 melanoma (Table 3). On
a daily schedule all three drugs produced marked increases in survival
time and a high percentage of survivors. Although active, the increase
in survival time observed with carminomycin was considerably lower,and
the number of long-term survivors was diminished.

Table 3. Comparison of adriamycin, daunomycin, rubidazone and carminomycin
B16 Melanoma (I.P.) Treatment QD 1–9 (I.P.)

Drug	Dosage Range mg/kg/inj.	Optimal Dose mg/kg/inj.	MST (range)	ILS (surv.)* %
Adriamycin	0.25–4	1	>60 (27)	>144 (9/10)
Daunomycin	0.24–4	0.5	>60 (26–45)	>144 (5/10)
Rubidazone	0.38–12	3	>60 (43–53)	>144 (8/10)
Carminomycin	0.03–1	0.25	34 (11–40)	38 (1/10)

* MST = median survival time in days
  ILS = percent increase in survival time over controls
  surv. = survivors/total on day 60

The site of a tumor may have a profound effect on the therapeutic response. In general, it has been observed that subcutaneously inoculated B16 melanoma is less sensitive to therapy than intraperitoneally inoculated tumor. Against subcutaneously inoculated B16 melanoma (Table 4), adriamycin exerted marginal activity in increasing the lifespan of the animals and daunomycin, rubidazone and carminomycin were essentially ineffective.

Table 4. Comparison of adriamycin, daunomycin, rubidazone and carminomycin
B16 Melanoma (S.C.) Treatment QD 1–9 (I.P.)

Drug	Dosage Range mg/kg/inj.	Optimal Dose mg/kg/inj.	MST (range)*	ILS %
Adriamycin	0.25–4	4	25 (12–48)	31
Daunomycin	0.25–4	1	21 (11–25)	10
Rubidazone	0.38–12	6	21 (11–44)	10
Carminomycin	0.03–1	0.12	21 (10–47)	10
Untreated control			19 (10–40)	–

* MST = median survival time in days
  ILS = percent increase in survival time over controls

In one experiment, adriamycin, daunomycin, rubidazone and carminomycin were ineffective in increasing the lifespan of animals inoculated subcutaneously with Lewis lung carcinoma (Table 5). Although the drugs

Table 5. Comparison of adriamycin, daunomycin, rubidazone and carminomycin
Lewis Lung (S.C.) Treatment QD 1–9 (I.P.)

Drug	Dosage Range mg/kg/inj.	Optimal Dose mg/kg/inj.	ILS * %	TWI
Adriamycin	0.25–4	2	9	58
Daunomycin	0.25–4	2	0	78
Rubidazone	0.38–12	12	0	30
Carminomycin	0.03–1	0.05	0	36

* ILS = percent increase in survival time over controls
  TWI = treated/control x 100 on day 12.

Note: Inhibition of tumor growth by adriamycin, rubidazone and carminomycin occurred at doses which were fairly toxic as indicated by weight loss of greater than 4 gm.

6

did result in some inhibition of the growth of the locally inoculated
tumor, this was accomplished only at toxic doses which caused definite
weight loss of the animals.

In a second experiment with the Lewis lung Carcinoma, a comparison
was made of adriamycin and adriamycin 14-octanoate (Table 6). In
this experiment, treatment with both of the drugs resulted in a 20%
increase in the lifespan of the animals. This was accompanied by an
inhibition of tumor growth of approximately 50 %. It may be noted that
in this and in the previous experiment, only a single schedule of
administration (QD 1-9) was employed. The possibility exists that greater activity might be exerted against the Lewis lung tumor with other
schedules of administration.

Table 6. Comparison of adriamycin-14-octanoate (NSC 149584) with ADR
Lewis Lung (S.C.) Treatment QD 1–9 (I.P.)

Drug	Optimal Dose (mg/kg /Day)	ILS * %	TWI
Adriamycin	2	20	50
Adriamycin-14-octanoate	0,5	20	52

* ILS = percent increase in survival time over controls
 TWI = treated/control x 100 on day 12

There is currently great interest in the employment of combinations
of drugs in the treatment of clinical neoplasia. This is based on
extensive evidence both in preclinical investigations with combinations of drugs in model tumor system as well as in the treatment of
various types of clinical neoplasia. For this reason, a series of
studies was conducted in which adriamycin was employed in combination
with other antitumor agents in the treatment of leukemia L1210. In
these studies, the drugs were administered either sequentially or con-
comitantly. With adriamycin the utilization of combination chemotherapy may be important not only from the point of view of obtaining
an improved therapeutic response but also the utilization of therapeutically synergistic combinations may permit treatment with lower doses
of adriamycin and thereby avoid limiting cardiac toxicity.

In one experiment (Table 7) (6,7), adriamycin was administered on day
3 following leukemia (L1210) inoculation and methotrexate was administered from day 4 to death. In this experiment, treatment with adriamycin alone resulted in a 60 % increase in the lifespan of the animals.

Table 7. Effect of sequential treatment with adriamycin and methotrexate on the survival time of leukemic (L1210) mice*

Adriamycin Day 3 only Optimal Dose mg/kg	Methotrexate Day 4 to death Optimal Dose mg/kg	Median Survival Time Days	ILS %
14	–	16	60
–	1.08	18.5	85
Specified dose mg/kg			
14	1.08	29	190
9	1.08	28.5	185
5	1.8	25.5	155
Untreated controls		10	

*BDF$_1$ mice inoculated I.P. with 10^5 L1210 ascites. Treatment I.P. ILS% = percent increase in MST over controls. Data of Vadlamudi et al., Microbiological Associates.

Treatment with methotrexate alone yielded an 85 % increase in the lifespan of the animals. However, treatment with adriamycin followed by sequential treatment with methotrexate was considerably more effective than treatment with the individual drugs, yielding a 155 – 190 % increase in the lifespan of the animals.

In another experiment involving sequential treatment of leukemia L1210, adriamycin was administered every 3 hours for a single day and the imidazolecarboxamide derivative (DIC, NSC 45388) was administered daily (Table 8) (7). Here too the treatment with adriamycin for a single day accompanied by daily treatment with DIC resulted in considerably greater increases in the lifespan of the animals as compared with the drugs employed individually.

Table 8. Effect of sequential treatment with adriamycin and DIC (NSC-45388) on the survival time of leukemic (L1210) mice*

Adriamycin Q3H, day 1 Optimal Dose mg/kg	DIC Daily, Day 1–17 Optimal Dose mg/kg	Median survival time Days	ILS%
1.08	–	14	40**
–	180 Day 3-17	15	50
1.8	108	22.5	125
Untreated controls		10	

*BDF$_1$ mice inoculated I.P. with 10^5 ascites. Treatment I.P. ILS% = percent increase in MST over controls. q3h = Every 3 h. DIC (NSC-45388) = imidazole-4(or 5)-carboxamide, 5(or 4)-(3,3-dimethyl-1-triazeno-)

** The ILS for adriamycin Q3H, day 1 in this experiment was lower than that generally observed. Data of Kline et al. Microbiological Associates.

It may be noted that with the sequential treatments involving adriamycin plus methotrexate and adriamycin plus DIC, the increased therapeutic response was obtained with little or no reduction in the dosages of the drugs, indicating that the toxicity for the host was essentially non-additive. It would appear that one type of therapeutic approach that may be employed with adriamycin would be to utilize it on single or short-term therapy, at relatively high dosage, along with sequential treatment with a second drug, in order to avoid limiting toxicity. The adriamycin might also be employed on a widely-spaced intermittent therapeutic regimen with the second drug being administered at low doses during the intervals between adriamycin therapy.

Adriamycin exerted therapeutic synergism not only in combination with the anti-metabolite, methotrexate, but also in combination with the anti-metabolites 5-azacytidine and anhydroara C (Table 9). With adriamycin plus 5-azacytidine marked therapeutic synergism was observed when the drugs were both administered on an intermittent schedule. With adriamycin plus anhydroara C, therapeutic synergism was observed employing two schedules of administration.

Table 9 Combination chemotherapy leukemia L1210: adriamycin plus 5-azacytidine, or anhydro ara C

Drug	Schedule	Single Drugs		Combination	
		Opt. Dose mg/kg/inj.	ILS (S/T)* %	Opt. Dose mg/kg/inj.	ILS (S/T) %
ADR**	Q4D; 1, 5, 9	1.08	40	1.08	
				+	90 (3/10)
5-Azacytidine	Q4D; 1, 5, 9	3	70	3	
ADR	Q4D; 5, 9, 13	8.4	22	1.8	
				+	155
Anhydro Ara C	QD; 5-13	300	111	300	
ADR	Q3H x 8, Day 5 only	3	22	1.8	
				+	128
Anhydro Ara C	QD; 6-14	300	106	180	

* ILS% = percent increase in survival time over controls
  S/T = Survivors/Total

** Data of Microbiological Associates

The interest in clinical chemotherapy with the combination of adriamycin plus alkylating agents is supported by the results of such combination treatment in the leukemia L1210 system. Treatment with adriamycin plus melphalan on three out of four schedules of treatment resulted in therapeutic synergism (Table 10). This was most marked when the drugs were given as single treatments. Treatment with adriamycin plus thiotepa on the one schedule employed provided a moderate increase in survival time as compared with treatment with the drugs individually (Table 11). Treatment with adriamycin plus cyclophosphamide on three schedules of administration resulted in a pronounced increase in survival time and a high percentage of long-term survivors as compared with the drugs employed individually (Table 12).

Table 10. Combination chemotherapy leukemia L1210: adriamycin plus melphalan

Drug	Schedule	Single Drugs Opt. Dose mg/kg/inj.	ILS (S/T)* %	Combination Opt. Dose mg/kg/inj.	ILS (S/T)* %
ADR**	Q3H x 8, Day 1	0.75	30	0.75	
				+	60 (2/8)
Melph	Day 1 only	10	35	10	
ADR**	Q3H x 8, Day 1	1.5	26	0.375	
				+	74
Melph	Q4D; 1, 5, 9	5	63	5	
ADR**	Q4D; 1, 5, 9	0.375	20	1.5	
				+	75
Melph	Q4D; 1, 5, 9	10	100 (1/8)	10	
ADR***	Day 1 only	16	150	8	
				+	>226 (7/10)
Melph	Day 1 only	10	92	10	

* ILS% = percent increase in survival time over controls
  S/T = Survivors/Total

** Data of Microbiological Associates

*** Data of IIT

Table 11. Combination chemotherapy leukemia L1210: adriamycin plus thio-TEPA

Drug	Schedule	Single Drugs Opt. Dose mg/kg/inj.	ILS* %	Combination Opt. Dose mg/kg/inj.	ILS* %
ADR**	Q3H x 8, Day 1 only	0.75	40	0.75	
				+	76
Thio-TEPA	Day 1 only	12	60	6	

* ILS% = percent increase in survival time over controls
** Data of Microbiological Associates

In general, in the experiments with adriamycin plus alkylating agents, there was not extensive reduction in the optimal dosages of the drugs when they were employed in combination suggesting that with such combinations the toxicity for the host is only moderately additive.

Treatment with adriamycin plus vinblastine and adriamycin plus vincristine both resulted in a therapeutic advantage in the treatment of leukemia L1210 (Table 13). This advantage was more pronounced with the combination of adriamycin plus vincristine than with adriamycin plus vinblastine. It is suggested that, for these combinations, additional schedules of therapy be investigated.

Tabele 12. Combination chemotherapy leukemia L1210: adriamycin plus cyclophosphamide

Drug	Schedule	Single Drugs		Combination	
		Opt. Dose mg/kg/inj.	ILS (S/T)* %	Opt. Dose mg/kg/inj.	ILS (S/T) %
ADR**	Q3H x 8, Day 3	1.8	33	0.65 +	>233 (4/8)
Cyclophos	Q7D; 3, 10, 17	150	183	75	
ADR**	Q3H x 8; Q7D, 3, 10, 17	0.65	50	0.39 +	233 (2/8)
Cyclophos	Q7D; 3, 10, 17	150	183	150	
ADR***	Day 1	8	44	4 +	>233 (5/10)
Cyclophos	Day 5	400	100	300	

* ILS% = percent increase in survival time over controls
   S/T   = Survivors/Total

** Data of Microbiological Associates

*** Data of Arthur D. Little

Table 13. Combination chemotherapy leukemia L1210: adriamycin plus vinblastine or vincristine

Drug	Schedule	Single Drugs		Combination	
		Opt. Dose mg/kg/inj.	ILS (S/T)* %	Opt. Dose mg/kg/inj.,	ILS (S/T) %
ADR**	Q3H x 8, Day 1 only	0.75	41	0.75 +	76
Vinblastine	Day 1 only	3	29	1.5	
ADR**	Q3H x 8, Day 1 only	1.5	39	0.38 +	44
Vinblastine	Day 1 only	3	33	1.5	
ADR***	Day 1 only	16	91 (2/10)	8 +	292 (4/10)
Vincristine	Day 1 only	1	32	4	
ADR**	Day 3 only	9	68	9 +	100
Vincristine	Day 3 only	1.8	21	0.39	

* ILS% = percent increase in survival time over controls
   S/T   = Survivors/Total

** Data of Microbiological Associates

*** Data of Battelle Memorial Institute

In two experiments, the combination of adriamycin plus BCNU provided a definite, although not extensive, further increase in survival time as compared with BCNU employed individually (Table 14).

The combination of adriamycin plus ICRF 159 produced a marked increase in the survival time of the animals (Table 15). With this combination, therapeutic synergism was observed on three different schedules of administration.

Table 14. Combination chemotherapy leukemia L1210: adriamycin plus BCNU

Drug	Schedule	Single Drugs Opt. Dose mg/kg/inj.	ILS (S/T)* %	Combination Opt. Dose mg/kg/inj.	ILS (S/T) %
ADR**	Q3H x 8, Day 1 only	0.75	44	0.37	
				+	277 (4/10)
BCNU	Day 5 only	30	268 (2/10)	15	
ADR	Q3H x 8, Day 5 only	1.5	19	0.75	
				+	>349 (5/10)
BCNU	Day 5 only	30	268 (2/10)	15	

* ILS% = percent increase in survival time over controls
   S/T   = Survivors/Total

** Data from Mason Res. Inst.

Table 15. Combination chemotherapy leukemia L1210: adriamycin plus ICRF 159

Drug	Schedule	Single Drugs Opt. Dose mg/kg/inj.	ILS (S/T)* %	Combination Opt. Dose mg/kg/inj.	ILS (S/T)* %
ADR**	Day 1 only	10	33	2.5	
				+	88
ICRF-159	Day 1 only	400	39	400	
ADR	Q4D; 1, 5, 9	5	61	5	
				+	228 (1/8)
ICRF-159	Q4D; 1, 5, 9	500	139	108	
ADR	Q3H x 8, Day 1 only	2	60	2	
				+	>200 (6/8)
ICRF-159	Q3H x 8, Day 1 only	50	60	25	

* ILS% = percent increase in survival time over controls
   S/T   = Survivors/Total

** Data of Microbiological Associates

Table 16. Comparison combination chemotherapy in leukemias L1210 and P388

Adriamycin + Antimetabolites		Therapeutic Synergism L1210	P388
ADR	+ MTX	+	+
ADR	+ 5-FU	−	+
ADR	+ Ftorafur	−	NT
ADR	+ 5-Azacytidine	+	+
ADR	+ Ara C	NT	+
ADR	+ Anhydro Ara C	+	+
ADR	+ Ara C-5'-palmitate	NT	+

The available data pertaining to therapeutic synergism for leukemia L1210 and leukemia P388 are summarized for adriamycin plus antimetabolites, adriamycin plus alkylating agents and adriamycin plus other drugs of clinical interest (Tables 16–18)(8). It may be noted that, in most instances, adriamycin exerted therapeutic synergism when employed in a combination regimen. In at least certain instances where therapeutic synergism did not occur, there is the possibility that it might have been elicited on further investigation of optimal scheduling.

Table 17. Comparison combination chemotherapy in leukemias L1210 and P388

		Therapeutic Synergism	
Adriamycin + Alkylating Agents		L1210	P388
ADR	+ Melphalan	+	+
ADR	+ Thio-TEPA	±	NT
ADR	+ Cyclophosphamide	+	NT

Table 18. Comparison combination chemotherapy in leukemias L1210 and P388

		Therapeutic Synergism	
Adriamycin + Miscellaneous Agents		L1210	P388
ADR	+ Vinblastine	±	NT
ADR	+ Vincristine	+	+
ADR	+ ICRF-159	+	NT
ADR	+ Procarbazine	+	NT
ADR	+ DTIC	+	NT
ADR	+ Act D	−	NT
ADR	+ Camptothecin	+	NT
ADR	+ BCNU	±	NT
ADR	+ MeCCNU	NT	+
ADR	+ Daunomycin	NT	±

It is clear that treatment with adriamycin as an individual drug and in combination chemotherapy has great therapeutic potential. Further preclinical investigations of optimal therapeutic modalities in relation to clinical usage are clearly warranted.

Summary

A comparison is made of the antitumor effectiveness of adriamycin, daunomycin, rubidazone and carminomycin in a series of experimental tumor systems including leukemia L1210, leukemia P388, B16 melanoma and Lewis lung carcinoma. The antileukemic effectiveness of these drugs is influenced by the dosage, route and schedule of administration. The cumulative toxicity of adriamycin would appear to be limiting and an important way to avoid this limiting toxicity and thereby achieve a greater therapeutic response is the use of adriamycin in combination with other drugs. In the leukemia L1210 system adriamycin has been shown to be therapeutically synergistic with a series of anti-metabo-

lites such as methotrexate and anhydro ara C; with alkylating agents
such as melphalan and cyclophosphamide; as well as with miscellaneous
agents of clinical interest including vincristine and dimethyl-triazeno-
imidazole-carboxamide. Therapeutic synergism has been observed both
with concomitant and sequential regimens.

R e f e r e n c e s

1. DI MARCO, A., GAETANI, M. and SCARPINATO, B.:
   Adriamycin (NSC 123127) A new antibiotic with antitumor activity.
   Cancer Chem. Rep. 53, 33-37, 1969.

2. ARCAMONE, F., CASSINELLI, G., FANTINI, G., GREIN, A., OREZZI, P.,
   POL, C. and SPALLA, C.:
   Adriamycin, 14-hydroxydaunomycin, a new antitumor antibiotic from
   S. peucetius var. caesius. Biotechn. Bioengin. 11:1101, 1969.

3. GOLDIN, A. and JOHNSON, R.K.:
   Antitumor effects of adriamycin and related drugs, and combination
   chemotherapy. Adriamycin Review, European Press-Medikon
   (In press).

4. MARAL, R., PONSINET, G. and JOLLES, G.:
   Etude de l'activité antitumorale expérimentale d'un nouvel anti-
   biotique semi-synthétique: la rubidazone (22 050 R.P.) C.R.Acad.
   Sc. Paris 275, 301-304, 1972.

5. GAUZE, G.F., SVETCHNIKOVA, M.A. and UKHOLINA, R.S.:
   Antibiotica 18, No. 8 291-292, 1973.

6. MIYAKAWA, A., PADARATHSINGH, M., VADLAMUDI, S. and GOLDIN, A.:
   Effect of combination treatment with adriamycin and methotrexate
   on the survival time of leukemic (L1210) mice.
   Chemotherapy 19, 38-46, 1973.

7. GOLDIN, A.:
   Some factors influencing the chemotherapeutic effectiveness of
   adriamycin. In International Symposium on Adriamycin,
   Springer-Verlag Berlin-Heidelberg-New York, pgs. 64-74, 1972.

8. Includes SCHABEL, F.M., Jr., Unpublished observations and Kline,
   I. unpublished observations.

Synchronisierung von Tumorzellen durch Adriamycin – Möglichkeiten der Kombinationstherapie

W. Göhde[1], J. Schumann[2], Th. Büchner[3] und B. Barlogie[3]
Arbeitsgruppe „Zellkinetik bei Leukämie- und Tumortherapie"

1. Einleitung

Bei der Wirkung einer Reihe von Cytostatica auf proliferierende Zellkollektive kann zwischen einem cytociden und einem zellkinetischen
Effekt unterschieden werden. Sowohl Cytostatica als auch Strahlung
erweisen sich zudem gegenüber Zellen der verschiedenen Zellcyclusphasen meist als ganz unterschiedlich cytocid. Auf diesen beiden Beobachtungen basieren Bemühungen, die cytocide Wirkung unterschiedlicher Noxen, z.B. Cytostatica und Strahlung, auf Tumorzellen durch
eine vorausgehende Behandlung mit einem zellkinetisch wirksamen Agens
zu steigern. Dabei kommt es darauf an, die Tumorzellen möglichst zahl-
reich und selektiv durch Synchronisierung oder Arretierung in einer
solchen Zellcyclusphase anzureichern, die gegenüber einem cytocid
wirkenden Agens als besonders empfindlich gilt.

Das Ausmass der unterschiedlichen Inaktivierbarkeit von Säugetierzellen in vitro durch Röntgenstrahlung in Abhängigkeit vom Stadium
des Zellcyclus, in dem die Bestrahlung erfolgt, zeigt z.B. die Abbildung 1 (1). Die hier sichtbare hohe Strahlenempfindlichkeit der
G_2- und Mitosezellen dürfte für Säugetierzellen - auch in vivo -
allgemein zutreffen.

In einer Reihe von Untersuchungen (2,3,4,5) konnte gezeigt werden,
dass die beiden Anthracycline Daunomycin und Adriamycin eine Akkumu-
lierung von proliferierenden Tumorzellen am Ende des Zellcyclus, in
der G_2-Phase, bewirken. Da die Zellen in der G_2-Phase des Zellcyclus
sowohl gegenüber Röntgenstrahlung als auch gegenüber einigen chemi-
schen Noxen als besonders empfindlich gelten (6), wurden mit Adriamycin die folgenden Untersuchungen ausgeführt, um die experimentellen Grundlagen für eine zellcyclusabhängige Kombinationstherapie zu
verbessern.

---

1) Institut für Strahlenbiologie der Universität Münster
2) Fachklinik Haus Hornheide Handorf/Münster
3) Medizinische Klinik der Universität Münster

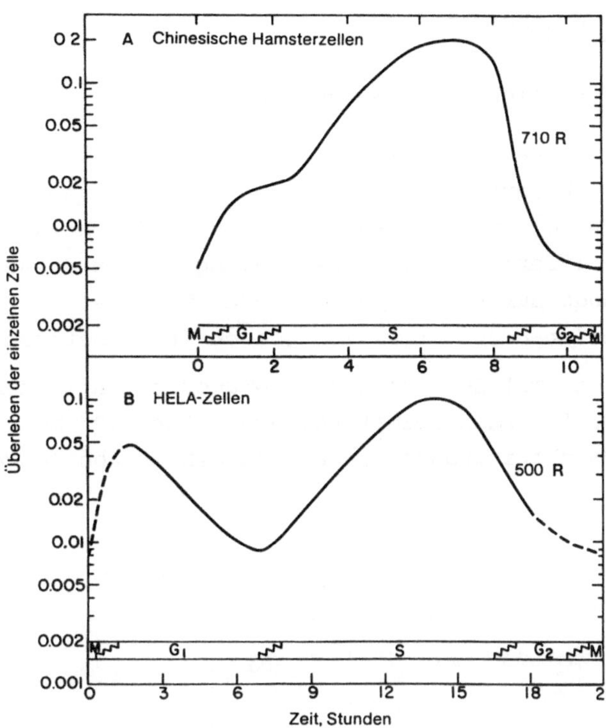

Abb. 1
Oben: Altersabhängigkeit der Überlebenswahrscheinlichkeit von Zellen
mit einer kurzen G_1-Phase (Chinesische Hamsterzellen) nach Bestrahlung mit 710 R konventioneller Röntgenstrahlung.
Unten: Altersabhängigkeit der Überlebenswahrscheinlichkeit von Zellen mit einer langen G_1-Phase (HeLa-Zellen) nach Bestrahlung
mit 500 R.
Diese Abb. ist aus (1) entnommen.

2. Material und Methoden

Die Untersuchungen über die zellkinetische Wirkung von Adriamycin wurden an Ehrlich-Ascites-Tumorzellen in vivo, am soliden Ehrlich-Carcinom der Maus und an menschlichen Knochenmarkzellen in vivo ausgeführt.

Die Messung der Zusammensetzung der Zellkollektive aus Zellen in den
verschiedenen Zellcyclusphasen erfolgte mit dem Impulscytophotometer
ICP 11 (Phywe AG, Göttingen) unter Anwendung eines Rechenmodells, das
die Bestimmung der Anteile der Zellen in den verschiedenen Zellcyclusphasen aus dem DNS-Histogramm der betreffenden Probe erlaubt (7).

3. Ergebnisse

a) Ehrlich-Ascites-Tumorzellen

Ehrlich-Ascites-Tumorzellen stellen für zellkinetische Untersuchungen
ein besonders einfaches und gut überschaubares Modell dar, da während
der logarithmischen Phase des Zellwachstums nahezu 100 % der Zellen
proliferieren. Die Übertragung der an diesem Zellsystem erhaltenen Befunde auf solide Tumoren oder Zellsysteme mit einem geringeren proliferierenden Anteil ist jedoch problematisch.

Mäuse mit Ehrlich-Ascites-Tumorzellen in der logarithmischen Phase
(5. Tag nach Beimpfung) erhielten 1,25 mg Adriamycin pro kg Körpergewicht intraperitoneal. Zu den in Abbildung 2 angegebenen Zeiten

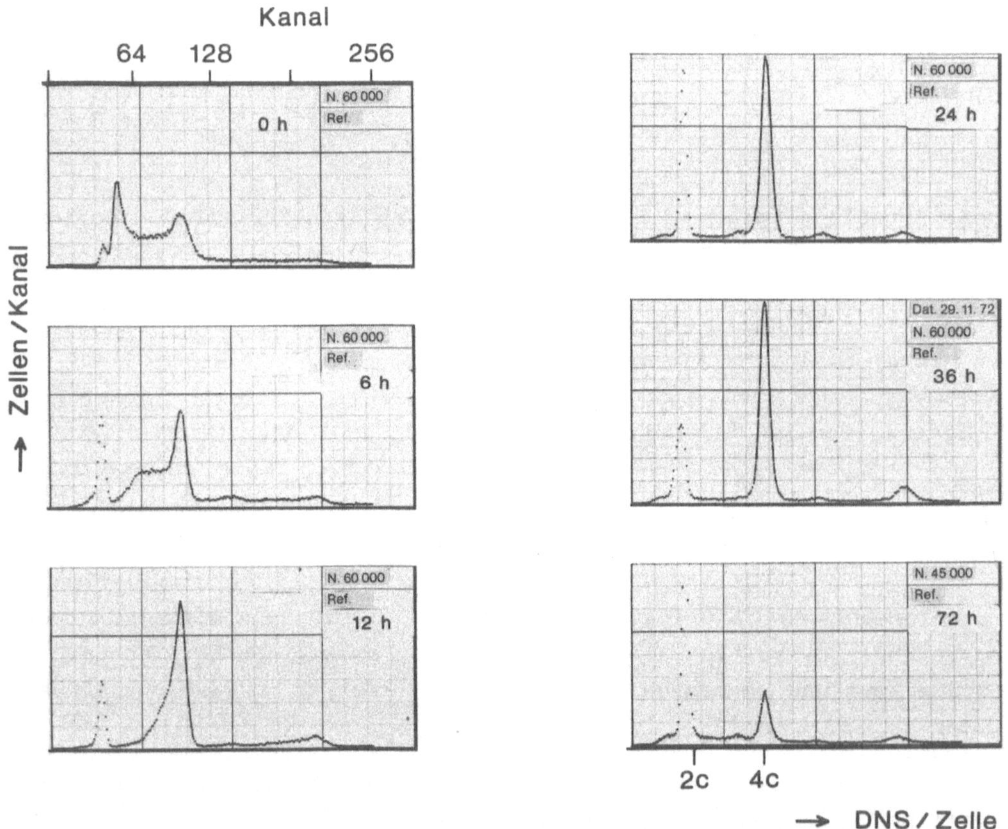

Abb. 2. Original DNS-Histogramme von EAT-Zellen. Behandlung mit 1.25
mg Adriamycin pro kg/KG

wurden den Tieren die Tumorzellen entnommen und ausgewertet. Die vom
ICP erhaltenen DNS-Histogramme sind in dieser Abbildung wiedergegeben.
Bereits 6 Stunden nach Applikation von Adriamycin sind die Zellen aus
der G_1-Phase in die S-Phase weitergerückt. Und nach 24-stündiger Einwirkung von Adriamycin konnten fast nur noch G_2-Phase-Zellen nachgewiesen werden. Die prozentualen Anteile der verschiedenen Zellen sind
in der Tab. 1 zusammengefasst. Die in den Histogrammen sichtbaren
"Berge" links von 2c rühren von normalen Zellen her (meist Leukocyten),
die ein Indiz für einen gleichzeitigen cytociden Effekt des Adriamycin
sein könnten.

Tab. 1. Prozentuale Anteile der EAT-
Zellen in den verschiedenen Cyclus-
phasen nach Behandlung mit Adriamycin

EAT-Zellen in vivo 1,25 mg AM/kg

h nach Appl.	G_1	S	G_2+M
	%	%	%
Kontrolle	21.3	53.3	25.4
6	1.9	70.2	27.8
12	1.9	45.3	53.0
24	2.2	22.6	75.2
36	1.8	22.8	75.4
72	3.3	17.0	79.6

b) Solides Ehrlich-Carcinom

In soliden Tumoren mit einem weit unter 100 % liegenden proliferierenden Anteil der Zellen können die zellkinetischen Effekte nicht dieses
eben gezeigte Ausmass haben. Der vom Ehrlich-Ascites-Tumor bekannte
und über 5 Tage beobachtete zellkinetische Effekt des Adriamycin (4)
liess sich aber auch an diesem experimentellen Tumor beobachten. Die
Abbildung 3 zeigt, dass noch 20 Tage nach einer einmaligen i.m.-An-
wendung von 0,5 mg Adriamycin pro kg Körpergewicht eine deutliche
Erhöhung des G_2-Anteils der Tumorzellen um fast 50 % zu beobachten war.

c) Menschliche Knochenmarkzellen

Erste Untersuchungen an menschlichen Knochenmarkzellen (8) bestätigten die oben dargestellten, an experimentellen Tumoren erhobenen Befunde. Mit Hilfe der Impulscytophotometrie lassen sich derartige Untersuchungen auch in vivo ohne nennenswerte Belastung der Patienten durch-
führen.

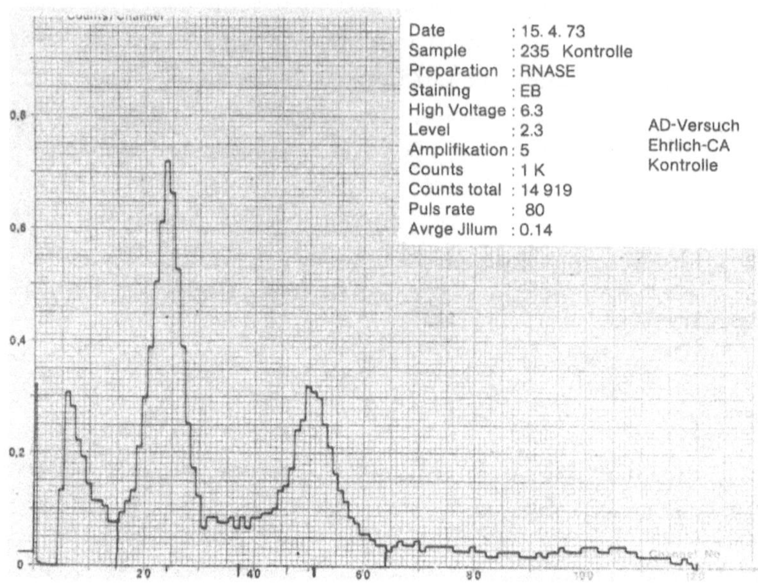

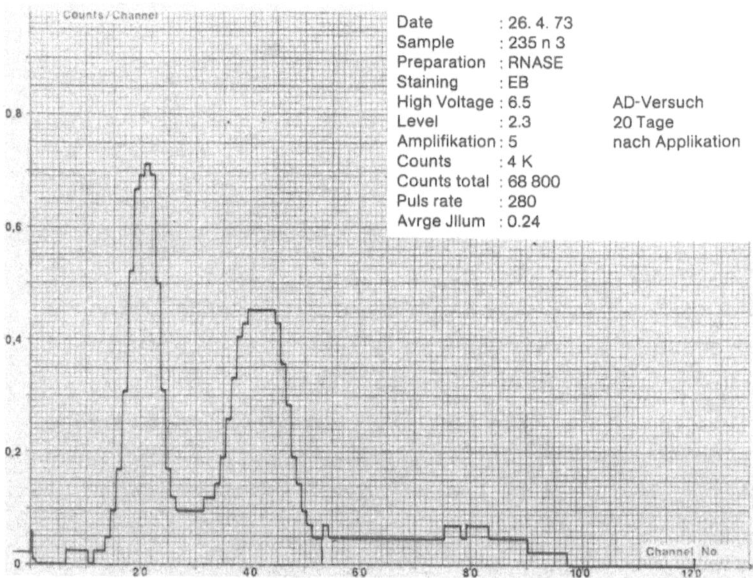

Abb. 3. Original DNS-Histogramme vom soliden Ehrlich-Carcinom. Oben: Kontrolle G_1/G_0 = 49%, S = 22%, G_2/M = 29%; unten: 20 Tage nach einmaliger Applikation von 0.5 mg/kg Adriamycin. G_1/G_0 = 40%, S = 18%, G_2/M = 42%

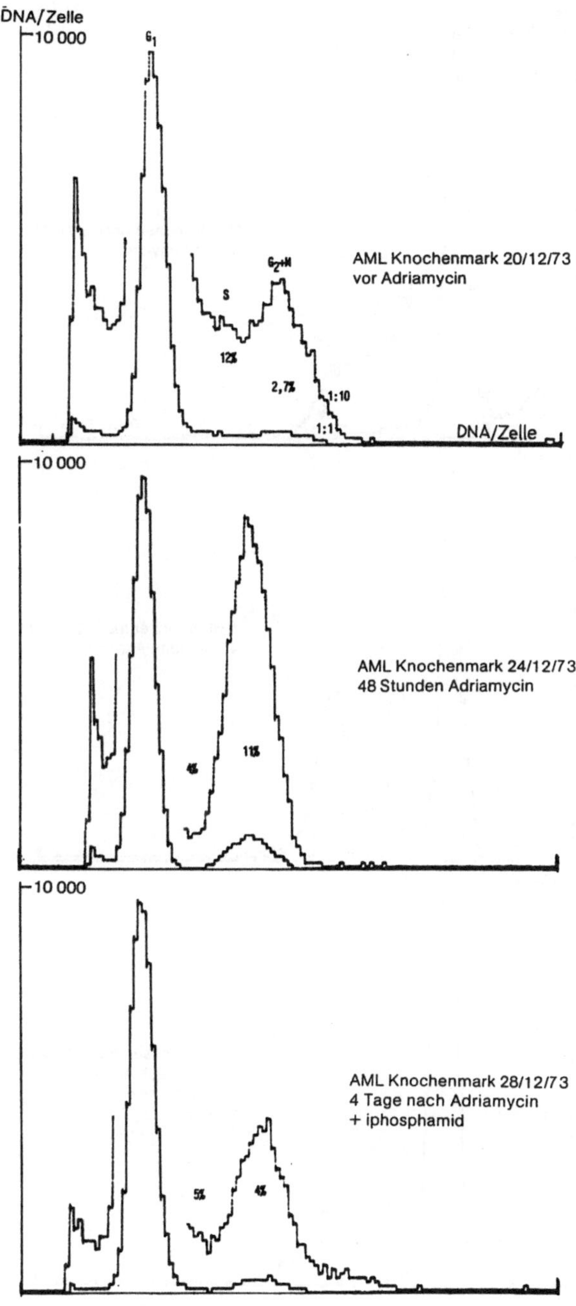

Abb. 4. Original DNS-Histogramme von Knochenmarkszellen eines Patienten mit AML

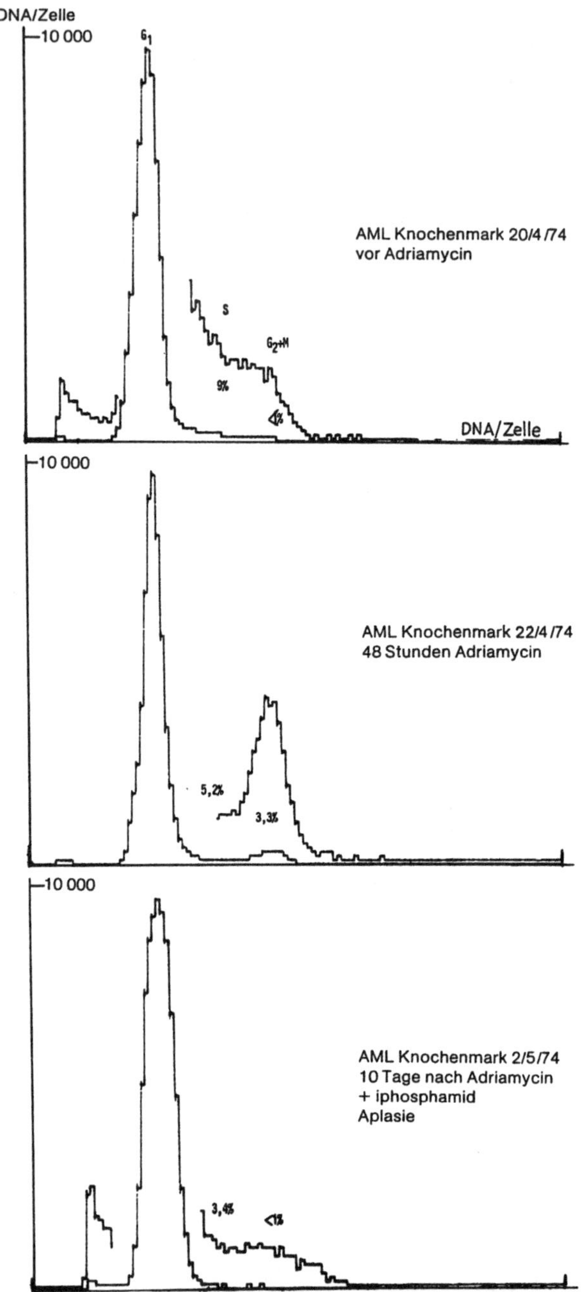

Abb. 5. Original DNS-Histogramme von Knochenmarkszellen eines Patienten mit AML

Bei akuter myeloischer Leukämie (AML) wurde bei 7 von 9 Patienten und
hier bei 10 von 14 Therapiekursen 48 Stunden nach der ersten Adriamycin-
injektion (30 - 50 mg zweimal in 24 Std. Abstand) eine Zunahme des
(G_2+M)-Anteils der Knochenmarkzellen auf mindestens den doppelten Aus-
gangswert beobachtet. Die Abbildungen 4 und 5 geben 2 Beispiele für
diese Änderung der Zusammensetzung der Knochenmarkzellen. Diese Abbildungen zeigen ausserdem, dass die Zunahme des (G_2+M)-Anteils begleitet
wird von einer deutlichen Abnahme der Zellen mit DNS-Werten, die S-
Phase-Zellen entsprechen. In 3 von 3 Fällen wurde eine Zunahme der
Knochenmarkzellen in der (G_2+M)-Phase auch nach Anwendung von Daunomycin beobachtet.

4. Diskussion und Zusammenfassung

Wegen der erheblichen Unterschiede der Empfindlichkeit von Zellen in
den verschiedenen Zellcyclusphasen gegenüber einer Reihe von Cytostatica und Strahlung (1, 6, 9) erscheint es aussichtsreich, die zu in-
aktivierenden Zellen zur Steigerung der therapeutischen Wirkung dieser Noxen zunächst in der jeweils empfindlichsten Phase des Zellcyclus
zu synchronisieren oder zu arretieren. Soll ein für G_2-Phase-Zellen
besonders cytocides Agens, z.B. Röntgenstrahlung oder alkylierende
Cytostatica, für die Tumortherapie angewandt werden, so ist eine vor-
herige Arretierung der Tumorzellen in dieser Phase des Zellcyclus
zweckmässig. Eine Arretierung von Zellen am Ende des Zellcyclus dürfte
zudem eine weitgehend selektive Sensibilisierung von schneller proliferierenden Zellen bewirken. Adriamycin ist zur Arretierung von proliferierenden Zellen in der G_2-Phase besonders geeignet, weil es einen
sehr ausgeprägten zellkinetischen Effekt zeigt, der zudem sehr lange
anhält.

Die Bemühungen, neben den cytociden auch die zellkinetischen Wirkungen von Noxen für die Tumortherapie nutzbar zu machen, stehen noch am
Anfang. Durch die Einführung neuer cytologischer Methoden, mit denen
die Ergebnisse über die Beeinflussung der Zellkinetik so schnell vorliegen, dass diese den nächsten Therapieschritt schon mitbeeinflussen
können, eröffnet sich die Möglichkeit der "kontrollierten kombinierten
Therapie".

Kurzfassung

Adriamycin bewirkt beim Ehrlich-Ascites-Tumor in vivo und beim soliden Ehrlich-Carcinom der Maus eine deutliche Phasenverschiebung der
Tumorzellen zum Ende des Zellcyclus (in die/G_2+M)-Phase). Die Arretierung der Zellen in der G_2-Phase kann nach einmaliger Applikation
von Adriamycin mehrere Zellgenerationen andauern.

Erste Untersuchungen an Patienten erbrachten in 7 von 9 Fällen mit
akuter myeloischer Leukämie bei 10 von 14 Kursen eine starke Zunahme
von Knochenmarkzellen mit DNS-Werten im "4c-Bereich" der DNS-Histogramme.

Adriamycin bietet sich als zellsynchronisierendes Agens für eine Kombinationstherapie von Tumoren an.

<u>L i t e r a t u r</u>

(1) SINCLAIR, W.K.   : Cyclic X-ray responses in mammalian
                              cells in vitro.
                              Radiat. Res. <u>33</u> (1968) 620

(2) WHEATLEY, D.N.   : Action of Adriamycin on HeLa Cells.
                              Evidence of a G_2 Inhibition.
                              International Symposium on Adriamycin
                              Springer, Berlin-Heidelberg-New York
                              1972, p. 47

(3) GÖHDE, W. und   : Die cytostatische Wirkung von Dauno-
    W. DITTRICH   mycin im Impulscytophotometrie-Test.
                              Z.f. Arzneimittelforschung <u>21</u> (1971)
                              1656

(4) GÖHDE, W.   : Automation of cytofluorometry by use
                              of the impulsmicrophotometer. in:
                              Fluorescence Techniques in Cell Bio-
                              logy. Ed.: A.A. THAER and M. SERNETZ.
                              Springer Berlin-Heidelberg-New York
                              1973, p. 79

(5) SCHUMANN, J., F. EHRING : Cell Synchronization in solid Tumours
    and W. GÖHDE   5. Internat. Symposium of GBK and
                              EORTC "Special problems of cancer
                              chemotherapy", Düsseldorf 1973 ,
                              Springer (in press)

(6) MADOC-JONES, H.   : A review of the action of various
                              chemotherapeutic agents on mammalian
                              cells in the different phases of the
                              cell generation cycle: possible cli-
                              nical implication. in: Aktuelle Pro-
                              bleme der Therapie maligner Tumoren
                              (Ed. G. WÜST), Thieme Stuttgart 1973
                              p. 186

(7) BAISCH, H., W. GÖHDE   : Mathematical analysis of ICP-data
    und W.A. LINDEN   to determine the fraction of cells
                                in the various phases of cell cycle.
                                Radiation and Enviromental
                                Biophysics (im Druck).

(8) BÜCHNER, Th., U. ASSEBURG, : Klinische Untersuchungen zur kombi-
    D.KAMANABROO, W.HIDDEMANN,   nierten Chemotherapie der Leukämie
    R.M.HIDDEMANN, B.BARLOGIE   mit Teilsynchronisation der Zellen.
    und W. GÖHDE   Verh.Dtsch.Ges.Inn.Med. $\underline{80}$ (1974)

(9) DEWEY, W.C. and   : Relative radiosensitivity of diffe-
    R.M. HUMPHREY   rent phases in the life cycle of
                                L-P 59 mouse fibroblasts and ascites
                                tumourcells.Radiat.Res.$\underline{16}$ (1962) 503

Potenzierung der chemotherapeutischen Wirkung von Adriamycin durch bestimmte Nukleoside

H. Osswald

Institut für Toxikologie und Chemotherapie, Deutsches Krebsforschungszentrum Heidelberg, Heidelberg, BRD

Die rationale Kombination antineoplastischer Chemotherapeutica brach-
te in der Behandlung inoperabler Tumoren einen bedeutenden Fortschritt
gegenüber der früher üblichen Monotherapie. Da bei der Kombination
von Tumorhemmstoffen die Toxicität einen limitierenden Faktor in der
Dosierung und Wahl der Chemotherapeutica darstellt, ergab sich die
Frage, inwieweit Nucleoside, die ihrer Natur nach als weitgehend un-
toxisch gelten, als Kombinationspartner antineoplastischer Chemotherapeutica geeignet sind. Frühere Versuche am hyperdiploiden Ehrlich-
Ascites-Tumor ergaben eine überadditive chemotherapeutische Wirkung
von Cyclophosphamid, wenn Thymidin in einer Dosierung von 200 mg/kg
Körpergewicht 6 Stunden vor der Cyclophosphamid-Applikation gegeben
wurde. Die Monotherapie mit der gleichen Cyclophosphamid-Dosierung
von 100 mg/kg führte lediglich zu einer Lebensverlängerung, während
die Thymidin-Cyclophosphamid-Kombination bei 48 % der Versuchstiere
einen curativen Effekt bewirkte (OSSWALD 1970). Das Zeitintervall
zwischen Thymidin und Cyclophosphamid besitzt eine besondere Bedeutung, da eine Verlängerung oder eine Verkürzung des Zeitintervalls
zwischen den Kombinationspartnern die curativen Resultate verringer-
ten. Die gleichzeitige Gabe von Cyclophosphamid und Thymidin führte
zu einem geringeren chemotherapeutischen Effekt als die Cyclophosph-
amid-Monotherapie. Weitere Untersuchungen an soliden Tumoren der Maus
(hyperdiploides Ehrlich-Carcinom, Sarkom 180, SPA-Retothelsarkom)
zeigten, dass nicht nur Thymidin, ein Desoxyribonucleosid, sondern
auch Ribonucleoside (Uridin, Adenosin) bei entsprechendem Timing mit
Cyclophosphamid zu einem überadditiven chemotherapeutischen Effekt
führten. Als wirksamstes Therapieschema erwies sich jedoch in diesen
Untersuchungen die Thymidin-Cyclophosphamid-Thymidin-Kombination in
adäquatem Timing (OSSWALD 1972). Jedoch konnten auch andere antineo-
plastische Chemotherapeutica durch Nucleoside in ihrer chemotherapeutischen Wirkung überadditiv ohne Zunahme der Toxicität gesteigert
werden. Die Vinblastin-Thymidin- sowie die Uridin-Vinblastin-Kombina-
tionen ergaben bei adäquatem Timing beim Sarkom 180 eine überadditive
curative Wirkung (OSSWALD 1972, 1973[a]). Weiterhin zeigten die Kombina-
tionen von 5-Fluorouracil mit Cytidin oder Guanosin beim soliden HRS-

Sarkom (OSSWALD 1973[b]) sowie die Actinomycin C – Cytidin- und die
Methotrexat-Thymidin-Kombination beim Sarkom 180 eine überadditive
curative Wirkung (OSSWALD 1973[c]). Daher interessierte die Frage, inwieweit Adriamycin in Kombination mit Nucleosiden ebenfalls einen
chemotherapeutischen Synergismus erreicht.

Material und Methodik

Als Testmodell fanden Sarkom 180 und das hyperdiploide Ehrlich-Carcinom in Solidform (intramuskuläre Transplantation in die Muskulatur
des re. Hinterschenkels) Anwendung. Weibliche Swiss-Mäuse (Brockman-
Instituut, Helmond, Holland, SPF-Koloniezucht) mit einem Körpergewicht
von 30 ± 1 Gramm wurden sowohl für die Tumorpassagen als auch für die
Versuche eingesetzt. Die Haltung der Tiere während der Versuche erfolgte in Makrolon-Käfigen Typ II in Gruppen von 15 Mäusen unter Stan-
dard-Bedingungen (Temperatur 22 – 24°C, relative Luftfeuchtigkeit 55 –
60 %, neunmaliger Luftwechsel pro Stunde, Pellet-Diät Herilan M/N 205
und Tränkung durch Trinkflaschen). Der in den Tabellen erwähnte Aus-
druck "geheilte Tiere" besagt, dass die Mäuse 80 Tage nach Abschluss
der Behandlung kein Tumorrezidiv aufwiesen.

Adriamycin kam in 0,06 %iger Konzentration in 10 %iger Glucose-Lösung
zur intravenösen Anwendung. Die subcutane Applikation der Nucleoside
(Waldhof, Mannheim) erfolgte in 6 %iger Glucose-Lösung. Um die Gefahr
bakterieller Infektionen der Tiere als Folge der hohen Dosierung von
Adriamycin (Immunsuppression) zu verringern, erhielten die Mäuse jeweils am 5. Tag nach der letzten Adriamycin-Injektion 3 x 1,0 mg/kg
Minocyclin im Abstand von 4 Stunden oral mittels Magensonde.

Ergebnisse

Vorversuche bestätigten die Erfahrungen (DI MARCO 1972) einer hohen
Sensibilität des Sarkoms 180 gegenüber Adriamycin im Vergleich mit
dem hyperdiploiden Ehrlich-Carcinom. Hingegen erwies sich die subcutane Anwendung von Adriamycin bei diesen Tumoren (DI MARCO 1972)
wegen der lokalen Unverträglichkeit des Präparates und toxischer
Nebenwirkungen für eine längere Versuchsdauer als ungeeignet. Einen
deutlichen Unterschied in der Wirkungsqualität gegenüber anderen antineoplastischen Chemotherapeutica wies Adriamycin bei Anwendung der

hohen Dosierung von 2 x 6,0 mg/kg beim Sarkom 180 und beim Ehrlich-Carcinom auf. Die erreichte Tumorhemmung blieb auch nach einem anschliessenden therapiefreien Intervall von 19 Tagen unverändert erhalten, während üblicherweise nach Absetzen der Chemotherapie kein länger anhaltender Effekt auf die Grössenzunahme des Tumors beobachtet werden kann. Inwieweit für dieses Verhalten ein Gleichgewicht zwischen Tumorwachstum und Tumorzelluntergang oder eine persistierende Hemmung der Zellteilung den entscheidenden Faktor bildet, muss in weiteren Versuchen geklärt werden.

Tabelle 1. Unterschiede der chemotherapeutischen Wirkung verschiedener Nukleosid-Adriamycin-Kombinationen beim intramuskulär transplantierten Sarkom 180. (Implantationsmenge 9,3 x 10⁶ Tumorzellen. Behandlungsbeginn: 24 Stunden nach Transplantation. Behandlungsdauer: 3 Wochen mit anschließendem therapiefreien Intervall von 1 Woche)

Serie No.	Behandlungsschema (Einzeldosen pro Woche)			Zahl der geheilten Tiere: Gesamtzahl pro Serie	Durchschnittl. Änderung des Körpergewichtes zwischen Versuchsbeginn und -ende in %	Durchschnittl. Tumorgewicht in Gramm (4 Wochen nach Therapiebeginn)
	Antineoplastisches Chemotherapeutikum	Zeitintervall	Nucleosid			
1	Adriamycin 2 x 6,0 mg/kg iv 8^h-Intervall			5/15*	− 7,9	1,9 ± 1,4
2	Adriamycin 2 x 6,0 mg/kg iv 8^h-Intervall	24^h	Guanosinmonophosphat 4 x 120,0 mg/kg sc. 2^h-Intervall	12/15	− 2,1	0,7 ± 0,2
3	Adriamycin 2 x 6,0 mg/kg iv 8^h-Intervall	0^h	Uridin 2 x 300,0 mg/kg sc. 2^h-Intervall	10/15	− 0,9	3,0 ± 2,7
4	Adriamycin 2 x 6,0 mg/kg iv 8^h-Intervall	26^h	Cytidin 4 x 150 mg/kg sc. 1,5^h-Intervall	10/15**	− 8,2	2,5 ± 1,7
5	Kontrollserie			0/15	− 0,6	8,4 ± 4,9

* 1 tumortragendes Tier starb 3 Tage nach Behandlungsende
** 1 tumortragendes Tier starb 1 Tag nach Behandlungsende

Aus Tabelle 1 geht hervor, dass die chemotherapeutische Wirkung von Adriamycin beim intramuskulär transplantierten Sarkom 180 durch Kombination mit Nucleosiden erhöht werden kann. Ein Vergleich der Monotherapie mit Adriamycin (Serie 1) gegenüber einer Adriamycin-Guanosinmonophosphat-Kombination (Serie 2) zeigt eine deutliche Zunahme der chemotherapeutischen Wirkung, wenn die Zahl der geheilten Tiere beider Serien verglichen wird. Die Adriamycin-Monotherapie führt bei 5 von 15 Tieren zu einer curativen Wirkung, während die Adriamycin-Guanosinmonophosphat-Kombination bei 13 von 15 Mäusen eine Heilung erreicht. Im Vierfelder-Test erwiesen sich die Ergebnisse bei der Vorgabe von $2\alpha = 0,05$ als gesichert. Weiterhin bringt der Vergleich der Änderung des durchschnittlichen Körpergewichts zwischen Versuchsanfang und -ende bei Serie 1 und 2 deutliche Unterschiede. Die Verminderung des durchschnittlichen Körpergewichts ist bei der Adriamycin-Guanosin-

monophosphat-Kombination erheblich geringer. Auf eine Verminderung
der Toxicität deutet ausserdem hin, dass bei der Adriamycin-Monotherapie neben der ausgeprägten Abnahme des Körpergewichts auch ein Tier
an toxischen Nebenwirkungen starb, während in Serie 2 (Adriamycin-
Guanosinmonophosphat) keine Letalität auftritt. In Serie 3 (Adriamycin-
Uridin-Kombination) kommt es ebenfalls zu einer Steigerung der chemotherapeutischen Wirkung im Vergleich zu Serie 1 (Adriamycin-Monotherapie), indessen kann das Ergebnis des curativen Effektes nicht gesichert
werden. Hingegen weist die Adriamycin-Uridin-Kombination von allen chemotherapeutisch behandelten Serien den geringsten Verlust des Körpergewichts während des Versuches auf. Eine Besonderheit der Adriamycin-
Uridin-Kombination besteht darin, dass das sonst erforderliche Zeitintervall zwischen dem Chemotherapeuticum und dem Nucleosid entfällt.
In einem gleichzeitigen Parallelversuch, in welchem statt Uridin nur
das Lösungsmittel (6 %ige Glucoselösung) im entsprechenden Timing mit
Adriamycin gegeben worden ist, hat sich ausschliessen lassen, dass
die verminderten Nebenwirkungen von Adriamycin (Gewichtsverlust) die
Folge einer beschleunigten Ausscheidung von Adriamycin durch parente-
rale Gabe einer Glucoselösung darstellt.

Da im vorhergehenden Versuch beim Sarkom 180 die Kombination Adriamycin-Guanosinmonophosphat gegenüber der Monotherapie mit Adriamycin
einen mittels Vierfelder-Test sichtbaren Unterschied der chemotherapeutischen Wirkung erbracht hat, sind in der folgenden Versuchsanordnung beim intramuskulär implantierten Ehrlich-Carcinom nur Adriamycin
und die Adriamycin-Guanosinmonophosphat-Kombination verglichen worden.
Das Intervall zwischen den intravenösen Adriamycin-Injektionen ist
von 8 Stunden auf 20 Stunden erhöht worden, um toxische Wirkungen zu
vermindern.

Tabelle 2. Einfluß von Guanosinmonophosphat auf die chemotherapeutische Wirkung von Adriamycin auf das intramuskulär transplantierte hyperdiploide Ehrlich-Carcinom. (Implantationsmenge $8{,}7 \times 10^5$ Tumorzellen. Behandlungsbeginn: 24 Stunden nach Transplantation. Behandlungsdauer: 3 Wochen mit anschließendem therapiefreien Intervall von 1 Woche)

Serie No.	Behandlungsschema (Einzeldosen pro Woche)			Zahl der geheilten Tiere: Gesamtzahl pro Serie	Durchschnittl. Änderung des Körpergewichtes zwischen Versuchsbeginn und -ende in %	Durchschnittl. Tumorgewicht in Gramm (4 Wochen nach Therapiebeginn)
	Antineoplastisches Chemotherapeutikum	Zeit-intervall	Nucleosid			
1	Adriamycin 2 x 6,0 mg/kg iv 20^h-Intervall			0/15	− 7,3	3,7 ± 0,8
2	Adriamycin 2 x 6,0 mg/kg iv 20^h-Intervall	24^h	Guanosinmonophosphat 4 x 120,0 mg/kg sc. 2^h-Intervall zwischen den Injektionen	6/15	− 2,2	2,1 ± 1,1
3	Kontrollserie			0/15	− 0,8	8,9 ± 3,8

Aus Tabelle 2 lässt sich entnehmen, dass das Ehrlich-Carcinom in Analogie zu anderen Befunden (DI MARCO 1972) eine geringere Sensibilität gegenüber Adriamycin besitzt. Die Verlängerung des Injektions-Intervalls zwischen der fraktionierten Adriamycin-Dosierung erwies sich als ein Vorteil, da in keiner Behandlungsserie Todesfälle auftreten. Im Vergleich zu den Befunden in Tabelle 1 zeigt sich ein ähnlicher Trend der Versuchsergebnisse. Bei alleiniger Anwendung von Adriamycin (Serie 1) tritt eine deutliche Tumorhemmung auf, jedoch ergeben sich keine curativen Effekte. Hingegen kommt es bei der Adriamycin-Guanosinmonophosphat-Kombination (Serie 2) neben einer Tumorhemmung auch zu einem curativen Effekt. Bei 6 von 15 Mäusen besteht eine komplette Tumorregression ohne nachfolgendes Rezidiv, welche im Vierfelder-Test ($2\alpha = 0,05$) statistisch gesichert werden kann. Ein Vergleich der durchschnittlichen Änderung des Körpergewichts zwischen der mit Adriamycin und der mit der Adriamycin-Guanosinmonophosphat Serie ergibt in Analogie zu den Befunden in Tabelle 1 wiederum einen geringeren Gewichtsverlust bei dem Adriamycin-Guanosinmonophosphat behandelten Kollektiv. Dieser Unterschied hat sich nicht nur hinsichtlich der Gewichtsveränderung sondern auch im äusseren Aussehen und der motorischen Aktivität der Mäuse feststellen lassen.

Diskussion der Ergebnisse

Bei einem kritischen Vergleich der vorliegenden Ergebnisse mit früheren Resultaten (z.B. Thymidin-Cyclophosphamid-Thymidin-Kombination, OSSWALD 1972) fällt auf, dass eindrucksvollere curative Wirkungen erreicht worden sind. Allerdings handelt es sich bei den vorliegenden Versuchen um erste Ergebnisse. Im Verlauf weiterer Untersuchungen bleibt zu erwarten, dass mit einem adäquateren Dosierungsschema für Adriamycin und einem besseren Timing der Nucleoside oder Nucleotide optimalere Resultate erreicht werden können.

Aus der gewählten Versuchsanordnung (intravenöse Applikation von Adriamycin) folgen bei der Erarbeitung des Dosierungsschemas Schwierigkeiten, welche vorwiegend auf der begrenzten Venenverträglichkeit von Adriamycin beruhen. Für eine mehrwöchige Adriamycin-Therapie stellt ein ausreichender Zustand der Venen eine unabdingbare Voraussetzung dar. Aus diesem Grund liess sich das von GOLDIN (1972) angegebene intraperitoneale Adriamycin-Dosierungsschema bei der L 1210 Leukämie nicht in entsprechender Weise bei intravenöser Applikation in die gewählte Versuchsanordnung unter Berücksichtigung der unterschiedlichen Generationszeit des·hyperdiploiden Ehrlich-Carcinoms und des Sarkoms 180 einsetzen.

Eine Erklärung für den Synergismus zwischen Adriamycin und dem Nucleotid Guanosinmonophosphat besteht vorerst nicht. Weitere Versuche führten zu dem Ergebnis, dass statt des Guanosinmonophosphats auch Guanosin verwendet werden kann. Guanosinmonophosphat wird in Form des Dinatriumsalzes ausschliesslich wegen der sehr guten Löslichkeit und subcutanen Resorption bevorzugt. Als Wirkform dürfte danach das Guanosin angesehen werden, welches durch metabolische Abspaltung des Phosphats entsteht. Inwieweit Guanosin in unphysiologischer Dosierung in gleicher Weise wie Thymidin ein ungleiches Wachstum ("unbalanced growth") der Zelle hervorruft (LAMBERT und STUDZINSKI 1967 a.b.), welches sich durch Blockierung der DNS-Synthese und ungehinderten Fortgang der RNS- und Proteinsynthese charakterisiert, bleibt eine offene Frage, zumal Thymidin ein Desoxyribosid darstellt und Guanosin hingegen ein Ribosid. Die deutliche Abhängigkeit des Adriamycin-Guanosin-Synergismus von dem gewählten Zeitintervall (Timing) zwischen den Kombinationspartnern deutet auf eine Interaction des Guanosins in den Repair-Mechanismen hin. Eine Kombination einer tumorhemmenden Wirkung zwischen Adriamycin und Uridin, Guanosinmonophosphat oder Guanosin scheint aus dem Grunde unwahrscheinlich, weil sowohl diese Nucleoside als auch das Nucleotid in der verwendeten Dosierung bei alleiniger Gabe keine Tumorhemmung hervorruft. Die Frage, ob die Nucleoside, insbesondere Guanosin, welches von Zellen besser als Adenosin aufgenommen wird (BALIS 1968), ihre eigentliche Wirkung mit Adriamycin nach Hydrolyse oder in Form des Desoxyribosids ausüben, bedarf weiterer Untersuchungen. Der Wirkungsmechanismus von Adriamycin auf der makromolekularen Ebene erscheint noch nicht ausreichend untersucht, um die synergistische Wirkung bestimmter Nucleoside zu erklären. Neben einer vorwiegenden Bindung von Adriamycin an das perinucleäre Chromatin und einer Hemmung der DNS- und RNS-Synthese (SILVESTRINI u. Mitarb. 1970) sind Angriffspunkte, welche den chemotherapeutischen Synergismus mit Guanosinmonophosphat, Guanosin oder Uridin einer Deutung näher bringen, nicht bekannt. Die mit dem chemotherapeutischen Synergismus verbundene Senkung toxischer Nebenwirkungen des Adriamycin durch Guanosinmonophosphat und Uridin bietet noch grössere Schwierigkeiten in der Deutung. Daher erscheint vorerst eine weitere, mehr empirische Bearbeitung dieser Frage mit dem Ziel, noch bessere Ergebnisse im chemotherapeutischen Synergismus zwischen Adriamycin und Nucleo-

siden zu erreichen, erfolgversprechender als die zeitlich aufwendi-
gere Klärung des Wirkungsmechanismus.

Zusammenfassung

Am intramuskulär implantierten Sarkom 180 und am hyperdiploiden Ehrlich-Carcinom der Maus erwies sich die Kombination von Adriamycin-
Guanosinmonophosphat der Adriamycin-Monotherapie sowohl hinsichtlich
der Potenzierung des chemotherapeutischen Effektes als auch der Senkung der durch Adriamycin bedingten Nebenwirkungen (Änderung des
durchschnittlichen Körpergewichtes zwischen Versuchsbeginn und -ende)
bei Gabe der Kombinationspartner im Timing (24^h) als deutlich überlegen. Die bisher nur beim Sarkom 180 untersuchte Adriamycin-Uridin-
Kombination ergab im Vergleich zur Adriamycin-Monotherapie eine Zunahme des chemotherapeutischen Effektes und eine ausgeprägte Verminderung der toxischen Nebenwirkungen, während die Adriamycin-Cytidin-
Kombination ebenfalls eine Zunahme der chemotherapeutischen Wirkung
hingegen keine Beeinflussung der toxischen Nebenwirkungen erreichte.

L i t e r a t u r

BALIS, M.E.:
Antagonists and Nucleic Acids, North Holland Publishing Com. 1968,
6 - 9 pp.

GOLDIN, A.:
Some Factors Influencing the Chemotherapeutic Effectiveness of
Adriamycin.
International Symposium on Adriamycin. Springer Verlag Berlin-
Heidelberg-New York 1972, 64 - 74 pp.

LAMBERT, W.C., STUDZINSKI, G.P.:
Reversal of unbalanced growth induced in HeLa cells by excess
thymidine.
Fed.Proc. 26, 467 (1967a).
Recovery from prolonged unbalanced growth induced in HeLa cells
by high concentrations of thymidine.
Cancer Res. 27, 2364 - 2369 (1967b).

DI MARCO, A.:
Adriamycin: The Therapeutic Activity on Experimental Tumors.
International Symposium on Adriamycin. Springer Verlag
Berlin-Heidelberg-New York 1972, 53 - 63 pp.

OSSWALD, H.:
Synergismus der chemotherapeutischen Wirkung einer Kombination
von Thymidin und Endoxan (Cyclophosphamid) beim Ehrlich-Ascites-Tumor.
Z. Krebsforsch. 74, 376 - 382 (1970).

OSSWALD, H.:
Überadditiver Synergismus einer Kombination von Cyclophosphamid mit
Thymidin, Adenosin oder Uridin bei Transplantationstumoren.
Arzneimittel-Forsch. 22, 1184 - 1188 (1972).

OSSWALD, H.:
Potenzierung der chemotherapeutischen Wirkung von Vinblastin durch
Thymidin.
Arzneimittel-Forsch. 22, 1421 (1972).

OSSWALD, H.:
Überadditiver Synergismus der chemotherapeutischen Wirkung bei
Kombination von Nucleosiden mit antineoplastischen Chemotherapeutika.
Internationales Symposium in Münster 1972 "Aktuelle Probleme der
Therapie maligner Tumoren" p. 258 - 70.
Georg Thieme Verlag Stuttgart 1973)[a].

OSSWALD, H.
Improvement of cancer chemotherapy by combination of nucleosides
and antineoplastic agents (Vortrag).
"International Congress on Neoplastic Diseases". Heidelberg, 4.-8.6.
1973)[b].

OSSWALD, H.:
Overadditive chemotherapeutic action of Vinblastine and 5-Fluorouracil
by the combination with certain nucleosides (Vortrag).
II. Meeting on the European Association for Cancer Research.
Heidelberg, 2.-5.10.1973)[c].

SILVESTRINI, R., GAMBARUCCI, C., DASDIA, T.:
Attività biologica dell' Adriamycina "in vitro".
Tumori 56, 137 - 148 (1970).

Untersuchungen zur cytostatischen Wirkung des DNA-Adriamycin-Komplexes*

S. Seeber, B. Seeber, R. Osieka und C.G. Schmidt

Universitätsklinikum der Gesamthochschule Essen (Tumorforschung), Essen, BRD

Zusammenfassung

Es wird über den Einfluss von Adriamycin und des DNA-Adriamycin-
Komplexes auf die DNA- und RNA-Synthese (in vitro) von Novikoff-
Hepatom, chronisch-myeloischer Leukämie und akuter myeloischer
Leukämie berichtet. Hierzu wurden Langzeitinkubationen mit ^{14}C-
Thymidin und ^{14}C-Uridin durchgeführt und die Inkorporation der
Vorläufer in die säureunlösliche Fraktion der Tumorzellen bestimmt.
Als empfindlichster Parameter erwies sich die RNA-Synthese, welche
nach 3 – 5 h bei einer Adriamycinkonzentration von 16 µg/ml auch
durch die Komplexverbindung signifikant gehemmt wurde. In allen
Untersuchungen war innerhalb einer 5-stündigen Inkubationsdauer
das ungebundene Cytostaticum deutlich wirksamer als der DNA-
Adriamycin-Komplex, dessen Wirkung nach einer zeitlichen Verzö-
gerung von 2 – 3 h einsetzte.
Weiterhin wird über vorläufige Studien zum Einfluss des DNA-
Adriamycin-Komplexes auf die nucleare RNA-Synthese in Novikoff-
Ascites-Hepatomzellen berichtet.

Einleitung

Seit die Arbeitsgruppe von Trouet (1972) die Anthracyclinderivate
Daunomycin und Adriamycin als DNA-Komplex in die cytostatische
Therapie eingeführt hat, ist dem Problem makromolekularer Carrier
in der experimentellen und klinischen Cytostaseologie grössere Bedeutung zugemessen worden (1,2). Es war angenommen worden, dass
das cytostatisch wirksame Antibioticum als makromolekulare Komplex-

---

*Mit Unterstützung durch das Landesamt für Forschung,
 Nordrhein-Westfalen

verbindung über den Weg der Pinocytose durch Tumorzellen bevorzugt
aufgenommen werden kann und dass die Aktivierung durch hydrolytische
Spaltung des Komplexes an den cytoplasmatischen Lysosomen erfolgt.
Dieses Modell wurde in der Zwischenzeit einer umfangreichen Über-
prüfung auf experimentellem und experimentell-klinischem Sektor
unterworfen und von einigen Autoren auch in Frage gestellt (3).
In eigenen Untersuchungen sollte geklärt werden, inwieweit objektivierbare molekularbiologische Veränderungen an verschiedenen Tumorzellen durch DNA-Komplexverbindungen nachweisbar sind und ob quanti-
tative oder qualitative Veränderungen des Wirkungsspektrums von
Adriamycin nach dessen Kopplung an eine Träger-DNA abgeleitet werden können.

Material und Methoden

Adriamycin wurde durch die Deutsche Farmitalia GmbH, Freiburg/Br.,
zur Verfügung gestellt. Die Herstellung des DNA-Adriamycin-Komplexes
erfolgte in einem Verhältnis 1:10 (w/w) in Anlehnung an die durch
TROUET et al. (1972) gegebenen Bedingungen. Die Komplexverbindung
wurde jeweils kurz vor der Zugabe zur Zellsuspension (10^6Zellen/ml,
RPMI 1640 + 20 % fetales Kälberserum) hergestellt. Die Inkubation
mit je 0,5 µCi ^{14}C-Uridin bzw. ^{14}C-Thymidin erfolgte in Einzelansät-
zen von 1 ml bei 37°, wobei für jeden Zeitpunkt Kontrollansätze bei
0° und 37° mitbestimmt wurden. Der Inkubationsstop erfolgte durch
Addition eines Überschusses an unmarkiertem Thymidin bzw. Uridin,
kurzem Vortexen, Waschung der Zellen mit eiskalter NKM-Lösung (0.15M
NaCl, 0.05 M KCL, 0.008 M $MgCl_2$) und Filtration über Millipore Mem-
branfilter (0.80 µ, 25 mm). Die auf den Filtern retinierten Zellen
wurden dreimal mit je 5 ml eiskalter 5-%-iger Trichloressigsäurelö-
sung extrahiert. Die Bestimmung der Inkorporation der markierten
Vorläufer erfolgte durch Liquid-Scintillationszählung. Die Isolierung nuclearer RNA aus akuter myeloischer Leukämie, ihre Markierung
mit ^{32}P-Orthophosphat und die Darstellung ^{32}P-markierter nuclearer
RNA aus Novikoff-Hepatomzellen wurden an anderer Stelle beschrieben
(4,5).

Ergebnisse und Diskussion

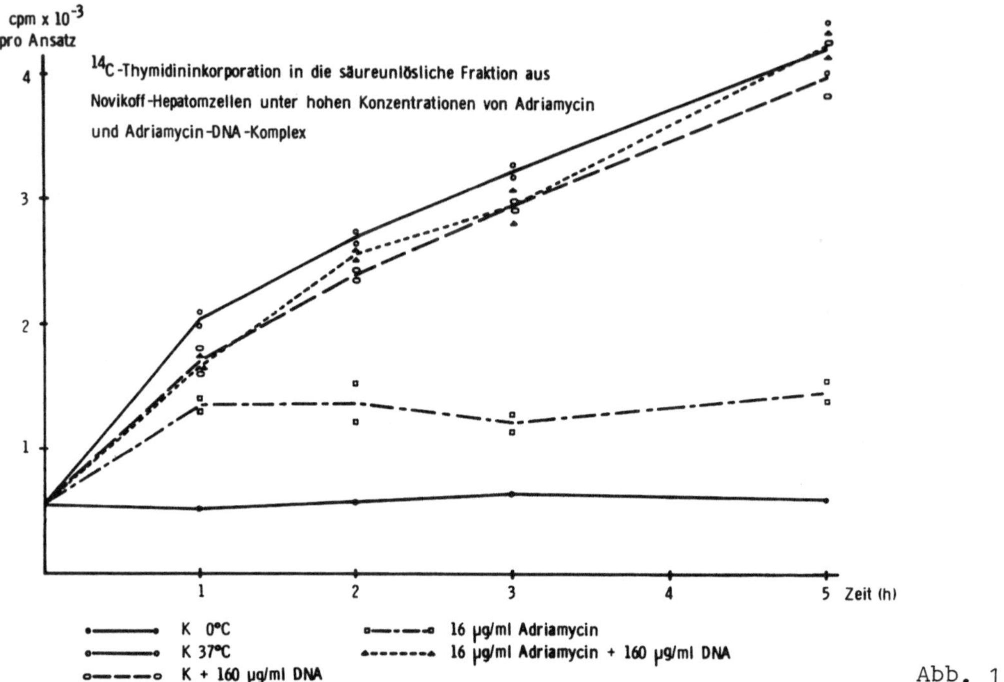

Abb. 1 zeigt den Einfluss von Adriamycin und DNA-Adriamycin auf die
^{14}C-Thymidin-Inkorporation in Novikoff-Ascites-Hepatomzellen. Während
das freie Adriamycin in einer Konzentration von 16 µg/ml zu einer
deutlichen Hemmung der DNA-Synthese führt, ist eine solche bei äqui-
molarer Dosierung des DNA-Adriamycin-Komplexes nicht auszumachen.
Die Träger-DNA alleine bewirkte konstant eine Hemmung des Vorläufer-
einbaus um etwa 5 - 10 %, wodurch sich für alle folgenden Experimente
die Notwendigkeit einer entsprechenden DNA-Kontrolle ergab. Die Kon-
trolleinbauraten bei 0° beweisen, dass eine echte Syntheseleistung
gemessen wurde (Abb. 1). In Abb. 2 ist eine 5-stündige Uridin-Inkor-
poration in Novikoff-Ascites-Hepatomzellen unter der Einwirkung von
Adriamycin und DNA-Adriamycin dargestellt. Als auffallendes Ergebnis
ist hier die signifikante Hemmung durch die DNA-Komplex-Verbindung
zu bewerten. Offensichtlich ist bei diesen in-vitro-Bedingungen die
RNA-Synthese ein empfindlicherer Parameter für die Wirksamkeit des
cytostatischen Antibioticums, insbesondere nach dessen Kopplung an
DNA. Da dieselben Bedingungen wie im Versuch der Abb. 1 vorlagen,
entfällt die Möglichkeit einer Spaltung des Komplexes während der

cpm
pro Ansatz
3500
3000
2000
1000
Langzeitinkorporation von ³H-Uridin in TCA-präzipitierbare Fraktion
aus Novikoff-Hepatomzellen unter hohen Konzentrationen von
Adriamycin und Adriamycin-DNA-Komplex
1
2
3
4
5 Zeit (h)
K 37°C
K + 160 µg/ml DNA
16 µg/ml Adriamycin
16 µg/ml Adriamycin + 160 µg/ml DNA

Abb. 2

3
cpm x 10⁻³
pro Ansatz
2
1
Hemmung der ³H-Uridininkorporation in die säureunlösliche Fraktion
von leukämischen Granulozyten (CML, Pat. N., C.)
1
2
3
4
5
6 Zeit (h)
K 0°C
K 37°C
K + 160 µg/ml DNA
16 µg/ml Adriamycin
16 µg/ml Adriamycin + 160 µg/ml DNA

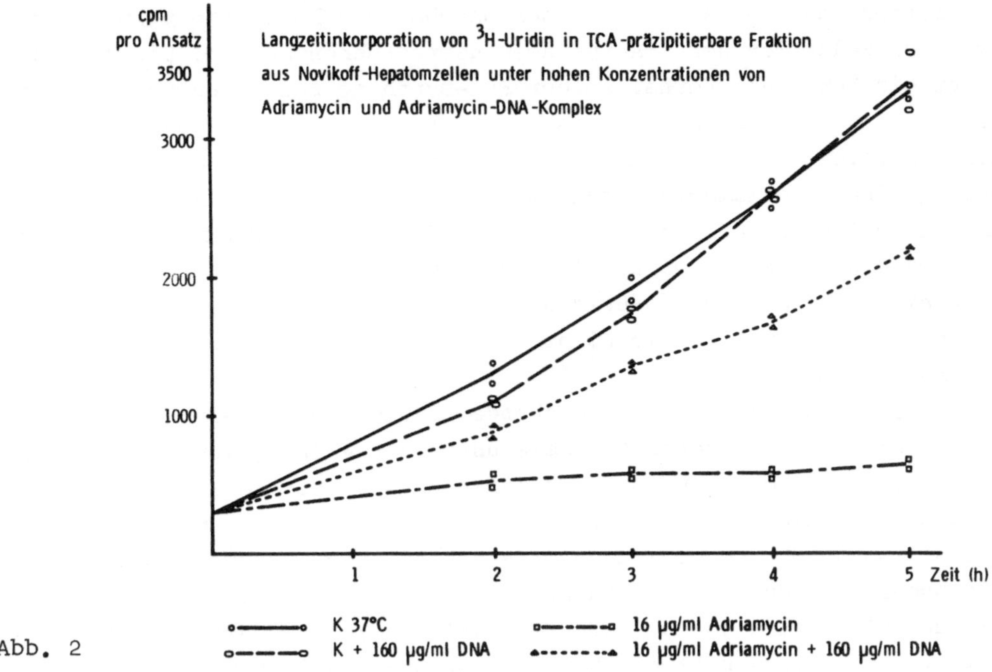

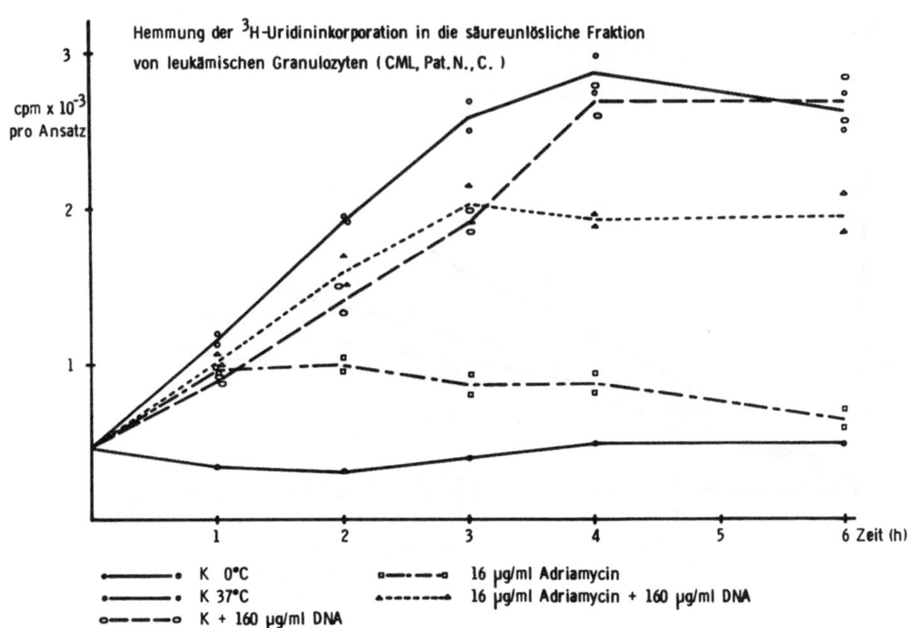

Abb. 3

Inkubation, da eine solche bei der angebotenen Dosis (16 µg/ml) auch
zu einer Reduktion der DNA-Synthese hätte führen müssen. Die Abb. 3
zeigt ein ähnliches Verhalten der RNA-Synthese bei Granulocyten eines
Patienten mit chronisch-myeloischer Leukämie. Auch hier fand sich
eine deutliche in-vitro-Aktivität des DNA-Adriamycin-Komplexes, wobei das freie Adriamycin wiederum stärker wirksam war. Auffällig ist
in diesem Experiment die zeitliche Verzögerung des Wirkungseintritts
um etwa 2 h im Falle der Komplexverbindung. Allerdings verhält sich
die Inkorporation von ^{14}C-Uridin bei den Kontrollansätzen von chronisch-myeloischer Leukämie nicht linear innerhalb des gemessenen
Zeitraums (Abb. 3).

Die Abb. 4 und 5 zeigen vergleichende Studien der RNA-Synthese in
Zellen akuter myeloischer Leukämie unter der Wirkung von Adriamycin,
Daunomycin und Actinomycin D und ihrer entsprechenden Komplexverbin-
dungen. Daunomycin ist in vitro deutlich stärker wirksam als Adriamycin, was durch die bekannten unterschiedlichen pharmakologischen
Eigenschaften der beiden Anthracyclinderivate erklärt werden kann.
Dieser Befund wird durch Ergebnisse anderer Autoren gestützt und
zeigt, dass zwischen klinisch-therapeutischer Effektivität und in-
vitro-Wirksamkeit in einfachen Inkorporationsstudien keine notwendi-
ge Relation besteht (6). Eine enge Verbindung ist jedoch zwischen
der cellulären Anthracyclinaufnahme und der Wirksamkeit in vitro auf

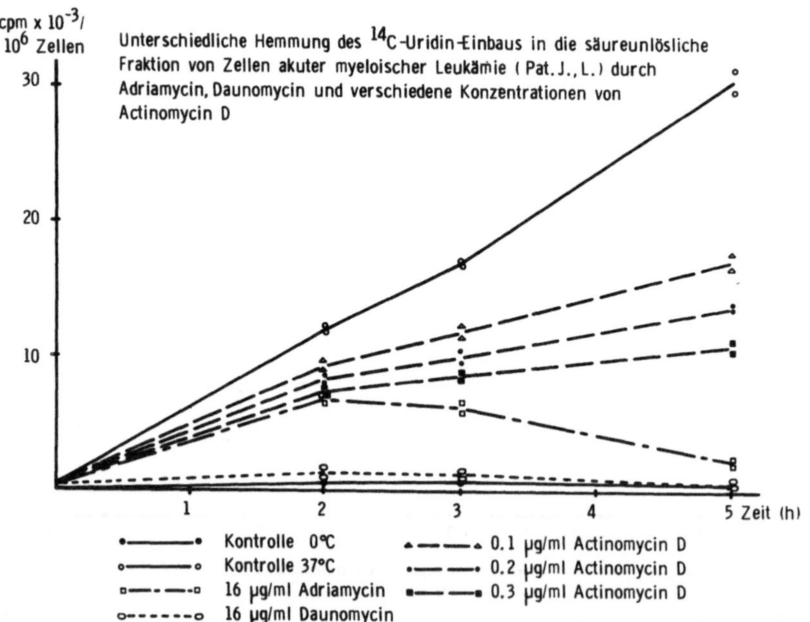

Abb. 4

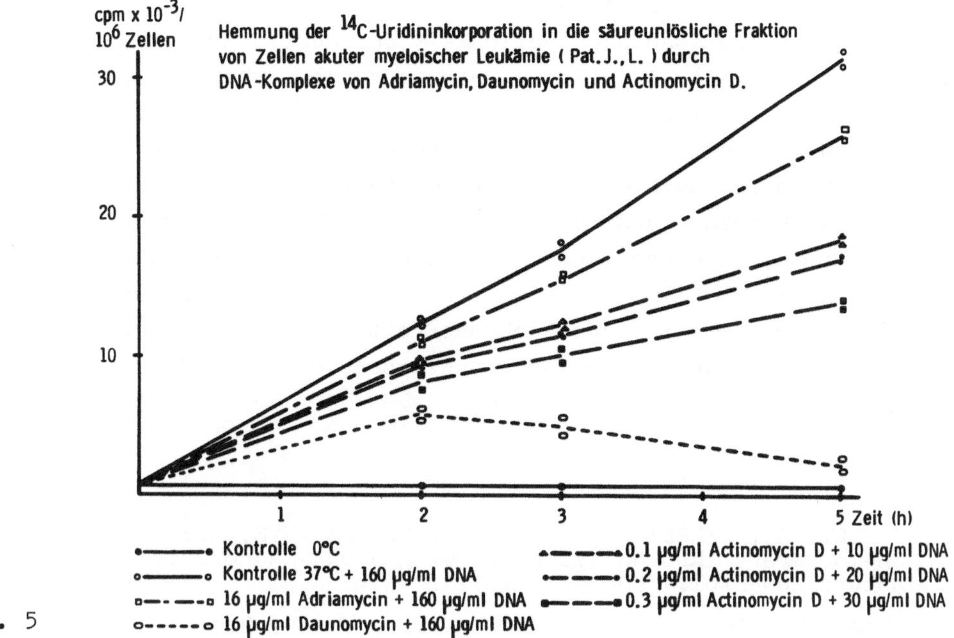

Abb. 5

den Nucleinsäurestoffwechsel nachgewiesen (7). Die langsamere celluläre Aufnahme wie auch der verlangsamte celluläre Abbau von Adriamycin beim Vergleich mit Daunomycin gelten als gesichert (8). Damit
lassen die in Abb. 4 und 5 gezeigten Befunde den Schluss zu, dass
zwischen den DNA-Komplexverbindungen der beiden cytostatischen Antibiotica ähnliche Unterschiede hinsichtlich cellulärer Aufnahme, Re-
tention und Metabolismus bestehen wie zwischen den freien Verbindun-
gen. Eine sichere Aussage hierüber könnte allerdings erst nach ver-
gleichenden Studien der Inkorporation markierter DNA-Komplexverbindungen getroffen werden.

Das als Referenzsubstanz in drei verschiedenen Dosierungen mitunter-
suchte Actinomycin D als spezifischer Blocker der nucleolaren RNA-
Polymerase zeigte den erwarteten, dosisabhängigen Effekt (Abb. 4 u.
5). Die Komplexverbindung des Actinomycins mit DNA scheint jedoch
in ihren Eigenschaften von den Anthracyclinderivaten abzuweichen, da
die Zugabe von DNA die in-vitro-Wirkung nur geringfügig abschwächte
(Abb. 5). Von anderen Autoren war berichtet worden, dass auch bei
Actinomycin C eine Komplexverbindung mit DNA (1:10/w/w) darstellbar
ist, deren therapeutische Effektivität die des freien Actinomycin
deutlich übertreffen soll. Dies war aufgrund von in-vivo-Untersuchun-
gen an P388 Leukämien kürzlich abgeleitet worden (9).

Hinsichtlich des molekularen Wirkmechanismus von Adriamycin und Daunomycin scheint die hohe Empfindlichkeit des nucleolaren RNA-Stoffwech-
sels gesichert (10). In eigenen Untersuchungen, über die an anderer
Stelle berichtet wird, konnten wir inzwischen nachweisen, dass nach
sechsstündiger Inkubation und ^{32}P-Orthophosphatmarkierung neben dem
freien Adriamycin auch der DNA-Adriamycin-Komplex die nucleolare RNA-
Synthese in Hepatom- und menschlichen Leukosezellen signifikant zu
hemmen vermag. In diesen Versuchen konnten mit Hilfe von Zellfrak-
tionierung und Bestimmung der spezifischen Aktivitäten der markierten
Nucleinsäuren unspezifische Membraneffekte als Ursache der hier beschriebenen Einbauhemmungen ausgeschlossen werden (11).

L i t e r a t u r

1. TROUET, A., DEPREZ-DE CAMPENEERE, D., DE DUVE, C.:
   Chemotherapy through lysosomes with a DNA-Daunorubicin complex.
   Nature New Biol. **239**, 110 (1972).

2. SOKAL, G., TROUET, A., MICHAUX, J.L., CORNU, G.:
   DNA-daunorubicin complex: Preliminary trials in human leukemia.
   Europ.J.Cancer **9**, 391 (1973).

3. OHNUMA, T., CHENG, J.H., DUNCAN, D.:
   Daunomycin-DNA Complex: Pharmacological studies and therapeutic
   efficacy in mice. Proc.Amer.Ass.Cancer Res. **15**, No. 498 (1974).

4. SEEBER, S., HERTENSTEIN, CH., SCHMIDT, C.G.:
   Differences in nuclear RNA labelling patterns of Burkitt lymphoma,
   leukemic lymphosarcoma and various human leukemias.
   Klin.Wschr. **51**, 680-684 (1973).

5. SEEBER, Y.C., CHOI, Y.C., BUSCH, H.:
   Structural analysis of nucleolar precursors of ribosomal ribo-
   nucleic acids. Polypurine sequences in nucleolar 28S RNA.
   J.biol.Chem. **246**, 2633-2644 (1971).

6. WANG, J.J., CHERVINSKY, D.S., ROSEN, J.M.:
   Comparative biochemical studies on adriamycin and daunomycin in
   leukemic cells.
   Cancer Res. **32**, 511 (1972).

7. RUSCONI, A., DI MARCO, A.:
   Inhibition of nucleic acid synthesis by daunomycin and its rela-
   tionship to the uptake of the drug in HeLa cells.
   Cancer Res. **29**, 1507 (1969).

8. MERIWETHER, W.D., BACHUR, N.R.:
   Inhibition of DNA and RNA metabolism by daunomycin and adriamycin
   in L1210 mouse leukemia. Cancer Res. **32**, 1137 (1972).

9. MARKS, T., KLINE, I., VENDITTI, J.M.:
   Effect of DNA on the activity of actinomycin D against P388
   lymphocytic leukemia.
   Proc.Amer.Ass.Cancer Res. **15**, No. 228 (1974)

10. DIEZ, J., LIU, T.:
    Specific inhibition of ribosomal RNA synthesis of cell cultures
    by daunorubican.
    Proc.Amer.Ass.Cancer Res. 14, 128 (1973)

11. SEEBER, S., SEEBER, B., SCHMIDT, C.G.:
    Vergleichende Untersuchungen zur cytostatischen Wirkung von
    Desoxyribonucleinsäurekomplexen von Adriamycin, Daunomycin
    und Actinomycin – in Vorbereitung.

12. SEEBER, Brigitte, Medizinische Dissertation, Innere Universitäts-
    klinik (Tumorforschung) am Klinikum Essen, 1974, in Vorbereitung.

The Relationship of Chemical Structure to Biochemical Activity of Daunomycin, Adriamycin and some Structural Analogues: Effects on Viral DNA Polymerases from Oncorna Viruses

P. Chandra

Gustav-Embden-Zentrum der Biologischen Chemie, Abteilung für Molekularbiologie, Frankfurt, BRD

Some of the major advances in the chemotherapy of cancer are attributed to the use of chemotherapeutic "cocktails". This expression means that the primary compound is used in combination with other therapeutically active compounds whose mode of action is at least partially known. The idea is to increase the chemotherapeutic efficacy of the compound. This can be achieved in one of the following ways:

1) by facilitating the favourable distribution of the drug at its site of action;

2) by altering the pharmacodynamics of the compound so as to slow down its degradation and allow it to exist for longer in its therapeutically active form;

3) (perhaps most important, in my opinion) by promoting the "multi-site" action of the individual components of the cocktail. For such an ideal combination, the mechanism of action of the individual components of the cocktail must be known. This approach should help to reduce the drug toxicity, since in a "multi-site" action spectrum therapeutically favourable results might be achieved at reduced dose levels.

Another possibility which may lead directly to the potentiation of chemotherapeutic efficacy of a compound is its structural modification. This has been observed by us with respect to the biochemical and cytostatic activity of daunomycin, adriamycin and their structural analogues, which were synthesized in the research laboratories of Farmitalia, Milan, Italy. Our initial studies (1,2,3,4) were carried out with daunomycin derivatives having substitutions in the anthracycline ring (N-adriamycin and dihydro-daunomycin) or in the amino sugar moeity (N-guanidino-acetamido-daunomycin and N-acetyl-daunomycin), see Fig. 1.

The inhibitory effect of different daunomycin derivatives (Fig. 1) on viral oncogenesis by FLV and RSV is shown in Table 1. FLV suspensions were prepared by filtering the homogenates from infected spleens (AKR mice) through Seitz EK filters (Seitz Co., Bad Kreuznach, Germany).

CHEMICAL STRUCTURES OF DAUNOMYCIN DERIVATIVES

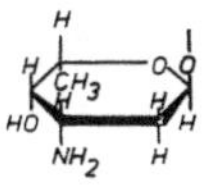

SUBSTITUTIONS

	R	R´
Daunomycin	$-CO-CH_3$	Daunosamine
Adriamycin	$-CO-CH_2OH$	Daunosamine
13-Dihydro-daunomycin	$-CHOH-CH_3$	Daunosamine
N-guanidine-acetamide-daunomycin	$-CO-CH_3$	N-guanidine-acetamide-daunosamine
N-acetyl-daunomycin	$-CO-CH_3$	N-acetyl-daunosamine

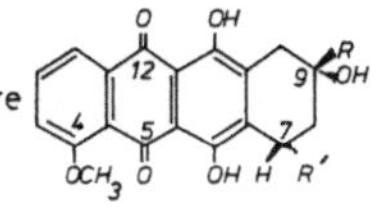

Fig. 1. Chemical structures of some daunomycin derivatives

This suspension was diluted 1:20 with Hank's solution. The diluted suspension was incubated with daunomycin or its derivatives (50 μg/ml) for 1 h at 37°C; control suspensions were incubated under similar conditions, but without the antibiotic. 0.1 ml of each suspension (ID_{90}) was injected intraperitoneally. Each experimental group contained 6 animals. As can be seen from Table 1, 5 of the 6 control animals died 13 days after infection. At this time the animals injected with daunomycin-treated viral suspension were all alive. Adriamycin also had a very beneficial effect, whereas dihydro-daunomycin showed only moderate activity. The derivatives substituted in the amino sugar moiety were ineffective. Oncogenesis in chickens by RSV was also inhibited

Table 1. Effect of daunomycin and its derivatives on viral oncogenesis in mice and chickens

Antibiotic used	Oncogenesis in mice by FLV	Oncogenesis in chicken by RSV**
	No. of animals surviving* / No. of animals infected	Mean survival time (days)
None	1/6	12.3
Daunomycin	6/6	30
Adriamycin	5/6	28.3
Dihydro-daunomycin	3/6	14.2
N-guanidine-daunomycin	1/6	13.6
N-acetyl-daunomycin	0/6	12.0

* 13 days after infection; for details see text.

** Each experimental group contained 6 chickens. The tumor suspension (1:10) was incubated with 50 μg/ml of the antibiotic at 37 °C for 1 h. Control suspension was incubated without the antibiotic. 0.1 ml of this suspension was injected intraperitoneally

by daunomycin and its analogues, and the mean survival time was prolonged by adriamycin from 12.3 days to 28.3 days. Daunomycin was even
more effective, whereas the other derivatives had no significant effect.

The inhibitory activity of daunomycin and its structural analogues in
viral oncogenesis suggests that the virus-associated enzymatic activi-
ties are sensitive to these antibiotics. The RNA-dependent DNA polymerase of virions is responsible for the synthesis of DNA chains on
the RNA template, giving rise to a hybrid molecule (RNA-DNA). These
DNA chains are released from the RNA template as single-stranded DNA
molecules and serve as templates for the synthesis of double-stranded
DNA. These synthetic processes could be affected by the daunomycin
derivatives. The inhibition of reverse transcriptase activity of MSV
(M), FLV and RSV by various daunomycin derivatives is shown in Table 2.
Daunomycin and adriamycin at 10 μg/reaction mixture (0.25 ml) inhibited
the DNA-polymerase reaction (endogenous) to 60 - 70 %. The dihydro
derivative was also quite effective whereas the N-guanidine derivative
had only moderate activity. The N-acetyl derivative was completely ineffective in the MSV (M) and FLV systems. The RSV system was moderately
inhibited by the N-acetyl derivative.

Synthetic polymers containing either deoxyribonucleotide or ribonu-
cleotide strands are known to stimulate _in-vitro_ DNA synthesis by RNA
tumor viruses. Some inhibitors of the DNA-polymerase reaction in RNA

Table 2. Inhibition of DNA-polymerase activity* (endogenous) of RNA tumor
virus by daunomycin derivatives

System	Antibiotic used**	^{3}H-TMP incorporation into DNA (cpm/reaction mixt.)		
		MSV (Moloney)	FLV	RSV
Without virions	–	7 (3.4)	7 (3.7)	7 (2.9)
Virions + RNase***	–	26 (13)	25 (13.4)	40 (16.8)
Complete	None	202 (100)	187 (100)	237 (100)
	Daunomycin	65 (32.1)	68 (36.3)	80 (33.7)
	Adriamycin	66 (33.1)	83 (44.4)	86 (36.3)
	Dihydro-daunomycin	86 (42.5)	87 (46.5)	113 (47.7)
	N-guanidine-daunomycin	106 (52.4)	97 (51.8)	117 (49.3)
	N-acetyl-daunomycin	196 (97)	192 (102.6)	136 (57.3)

  * DNA-polymerase assay: DNA-polymerase activity was assayed essentially by
the method of Ross et al. (1971). The reaction mixture, regardless of template,
was similar to that of Ross et al., (1971), except that we used 0.04 M Tris and the
end concentration of Nonidet P-40 (Shell-Chemie, Hamburg) was 0.2 %.
The reaction mixture contained 0.25 μg of the template used. The reaction mixture
(0.25 ml) containing virions (28 μg of protein) was incubated at 37° for 90 min.
Acid-precipitable material was counted on Millipore filters (HAWP 02500) in a
liquid scintillation counter. Protein was estimated by the method of Lowry et
al. (1951).

 ** Antibiotic concentration = 10 μg/reaction mixt. (0.25 ml).

*** Virions containing Nonidet P-40 were preincubated at room temp. for 25 min. with
50 μg/ml of pancreatic RNase. Figures in parentheses are the percentage of control

tumor viruses are known to exhibit a template-primer specificity (5, 6,7). Table 3 shows the inhibition of poly(dA-dT)-dependent DNA-polymerase activity of FLV by various daunomycin derivatives.

Table 3. Inhibition of DNA-polymerase activity of FL virions by daunomycin and its derivatives in the presence of poly (dA-dT)

Antibiotic used*	^{3}H-TMP incorporation into DNA (cpm/reaction mixt.)	% of control
None	1223	100
Daunomycin	127	10.3
Adriamycin	106	8.7
Dihydro-daunomycin	151	12.3
N-guanidine-daunomycin	322	26.3
N-acetyl-daunomycin	1412	115.6

* Antibiotic concentration = 5 µg/reaction mixt. (0.25 ml). For reaction conditions, see Table 2

The reactions catalyzed by poly(dA-dT) are highly sensitive to the action of daunomycin and its derivatives. Even under these conditions, where daunomycin and adriamycin are most effective, the N-acetyl derivative is completely inactive. It is interesting to note that the poly(dA-dT)-dependent reaction is much more sensitive to antibiotics than the endogenous reaction (see Table 2).

The results show that daunomycin requires specific structural parameters for its inhibiting activity. Thus, substitutions in the amino sugar moiety, especially N-acetylation, inhibit its activity against oncogenic viruses and influence its inhibitory action on the DNA polymerase of RNA tumor viruses.

To evaluate the therapeutic efficacy of these compounds, the effect of daunomycin and adriamycin on DNA-polymerase from various sources was measured. These studies were carried out by using a constant concentration of the template poly(dA-dT) in DNA-polymerase reactions catalyzed by preparations from MSV (M), rat liver, and M. lysodeikticus. The results in Fig. 2 show that MSV DNA-polymerase is the most sensitive to both antibiotics.

The antitumor activity of some derivatives of daunomycin at the amino and methyl ketone functions has been studied by YAMAMOTO et al. (10). Their studies were carried out mainly on leukemia 1210 in mice. At a dose of 2 mg/kg, the N-piperidinoimine derivative was found to have the same antitumor activity as daunomycin; other derivatives were not active at this dose level. The N-acetyl derivative was found to pos-

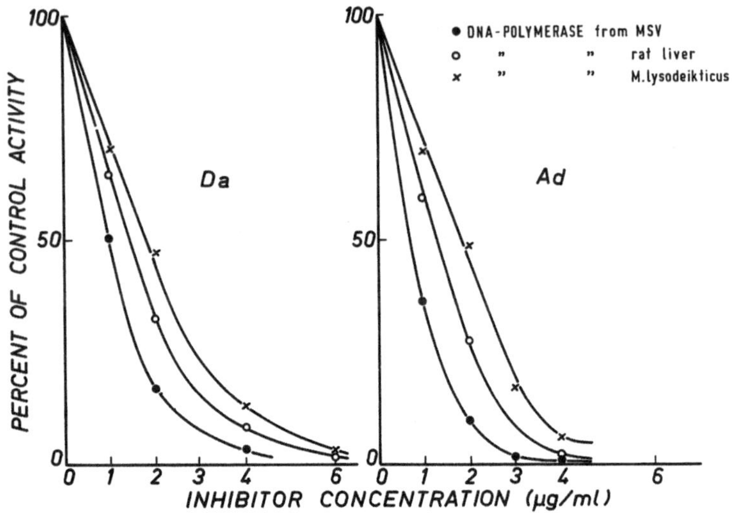

Fig. 2 Inhibitory effect of daunomycin and adriamycin on
DNA-polymerase from three different sources

sess a little antitumor activity, but displayed no acute toxicity even
at very high doses. According to our experience, the N-acetyl derivative was in most of the cases ineffective against tumor growth
(Table 4).

As is clear from Table 4, adriamycin inhibits the growth of Ridgeway-
osteosarcoma (ROS) in mouse by more than 80 %. Under similar experimental conditions one finds a slight inhibitory effect by daunomycin
and its dihydro derivative. However, the derivatives with substitutions in the amino sugar moiety, N-guanidino-acetamide-daunomycin and
N-acetyl-daunomycin, are completely ineffective. In the L-1210 and SV-40

Table 4. Inhibition of growth of some transplanted tumors by daunomycin derivatives.
Tumor suspensions were incubated with 50 µg/ml of the antibiotic at 37°C for 1 h

Antibiotic	10 animals transplanted with:		
	Ridgeway Osteosarcoma (Mouse) Tumor weight (g)	L-1210 (Mouse) Ascites (ml)	SV 40 (Hamster) Tumor weight (g)
None	7.0 ± 2.4	0.78 ± 0.16	47 ± 12
Adriamycin	1.0 ± 0.3	0.00	0.0
Daunomycin	5.0 ± 2.3	0.00	0.0
Dihydro-daunomycin	5.3 ± 2.0	0.53 ± 0.2	0.0
N-guanidine-acetamide-daunomycin	7.8 ± 2.8	0.63 ± 0.1	18.0 ± 8
N-acetyl-daunomycin	9.8 ± 1.4	0.64 ± 0.07	46 ± 8

systems tumor suspensions preincubated with adriamycin or daunomycin failed to grow in their hosts. The dihydro derivative was not effective in L1210 but total inhibition was achieved with SV-40. Unexpectedly, the N-guanidino-acetamide derivative showed significant activity against SV40. The N-acetyl derivative was ineffective against all types of tumors studied by us.

Table 5. Effect of daunomycin and its derivatives on the thermal transition temperature (T_m) and viscosity of DNA

Antibiotic	T_m*	$(\eta)r = 0.1$**
		$(\eta)r = 0$
None	70.5	1.00
Adriamycin	85.8	1.75
Daunomycin	83.9	1.92
Dihydro-daunomycin	80.3	1.65
N-guanidine-acetamide-daunomycin	77.1	1.30
N-acetyl-daunomycin	71.5	1.24

* All experiments were carried out in 0.01 M Tris-HCl buffer (pH 7.0) at a ratio of antibiotic to DNA-P (r) of 0.1. DNA concentration in all the experiments was 1×10^{-4} M.

** Ratio of intrinsic viscosity of antibiotic-DNA complex (r = 0.1) to that of DNA alone. Conditions of viscosity measurements: 20 °C, 0.1 M Tris-HCl buffer (pH 7.0). r is the ratio of bound antibiotic to total DNA-P

The structure-activity relationship exhibited in enzymatic and biological systems was also observed with respect to their physicochemical interaction with DNA (Table 5). Daunomycin causes a large increase in the thermal transition temperature (T_m) of calf thymus DNA. This effect depends on the ratio antibiotic/DNA·P (r). The effect of daunomycin derivatives on the thermal transition temperature of calf thymus DNA at r = 0.1 is shown in Table 5. Adriamycin was found to be most effective in stabilizing the secondary structure of DNA (T_m = 15.3^{O}C), whereas very little increase in T_m was observed for N-guanidino-acetamide-daunomycin and N-acetyl-daunomycin, the derevatives with substitutions in the amino sugar moiety. In attempting to obtain further information on the affinity of the compounds tested for DNA, we studied their effect on the viscosity of DNA. Table 5 also shows the intrinsic viscosity of antibiotic-DNA complexes (r = 0.1) relative to intrinsic viscosity of DNA alone (r = 0). Under these conditions the daunomycin-DNA complex has the highest intrinsic viscosity, followed by adriamycin and dihydro-daunomycin. Again we find only a moderate increase in intrinsic viscosity in the presence of compounds substituted at the amino sugar residue.

Because adriamycin is one of the most powerful among the cytostatic compounds tested so far, the synthesis of some adriamycin derivatives

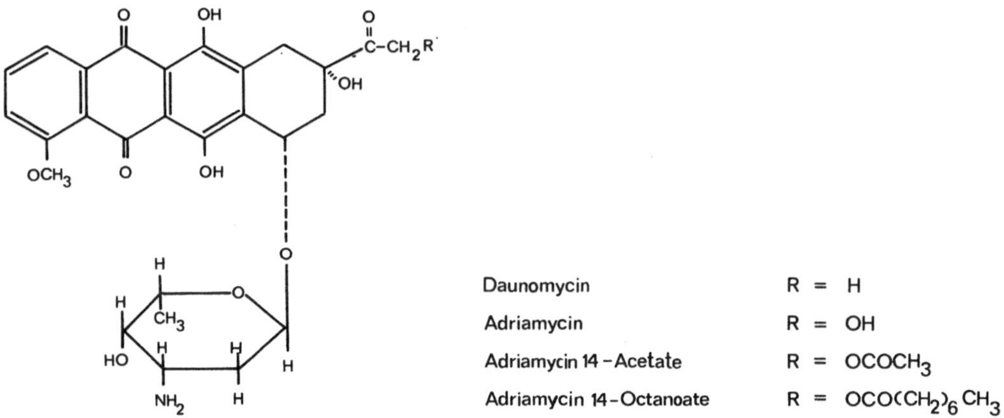

Fig. 3 Chemical structure of some adriamycin derivatives

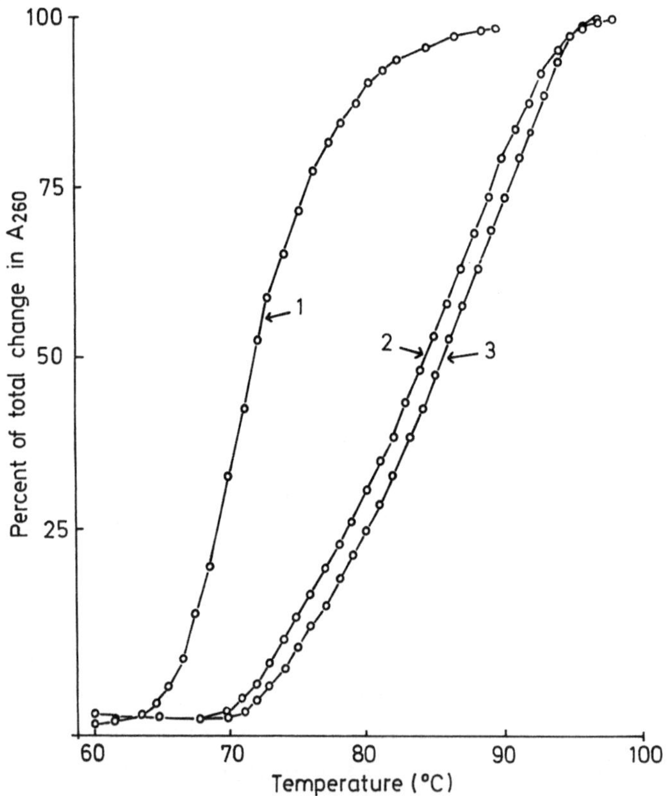

Fig. 4 Effect on transition temperature of calf-thymus DNA
(Curve 1) of adriamycin (Curve 2) and adriamycin-14-
acetate (Curve 3)

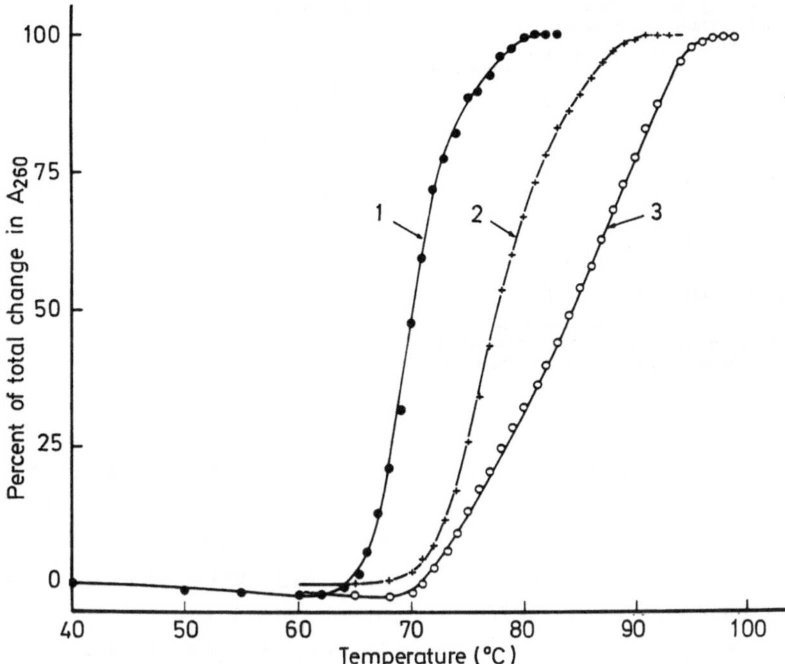

Fig. 5   Effect on transition temperature of calf-thymus DNA
(Curve 1) of adriamycin (Curve 2) and adriamycin-14-
octanoate (Curve 3)

was carried out in the laboratories of Farmitalia. The chemical structure of adriamycin-14-acetate and adriamycin-14-octanoate is shown in
Fig. 3. The effect of adriamycin and adriamycin-14-acetate on the thermal transition temperature (T_m) of calf-thymus DNA at a drug/DNA-P
ratio (r) of 0.1 is shown in Fig. 4 and that of adriamycin and adria-
mycin-14-actanoate in Fig. 5. The rise in T_m of calf thymus DNA in the
presence of adriamycin (Curve 2) and adriamycin-14-acetate (Curve 3,
Fig. 4) exhibits a similar profile whereas under similar experimental
conditions there was a large difference between adriamycin (Curve 2)
and adriamycin-14-octanoate (Curve 3, Fig. 5).

The same structure-activity relationship could be seen in the poly-
(dA-dT)-catalyzed DNA-polymerase reaction in Friend leukemia virions
(FLV) (Table 6). Adriamycin inhibits this reaction by about 70 % at
5×10^{-6}M, whereas its octanoate derivative was almost ineffective;
adriamycin-14-acetate, under similar conditions showed about 60 %
inhibition.

Table 6. Inhibition of FLV-DNA-polymerase reaction by adriamycin derivatives
template: Poly (dA-dT). poly (dA-dT)

System	Concentration of compound (1×10^{-5} M)	^{3}H-TMP incorporation into DNA (% of the control)
Control	–	100 (3789)*
Adriamycin	0.5	29
	1.0	6.2
Adriamycin-14-acetate	0.5	39.0
	1.0	8.0
Adriamycin-14-octanoate	0.5	94.0
	4.0	47.8

* Designates cpm incorporated in 60 min per reaction mixture (0.25 ml).
The reaction mixture contained 1 μg of the template

It should be noted that the data on the _in-vitro_ activity of adriamycin derivatives presented above are not consistent with their cytostatic activity against FLV. The structure-activity relationship of adriamycin derivatives in the enzymatic system and with respect to their interaction with DNA is not observed in the biological system. The _in-vitro_ effect of adriamycin derivatives on the leukemogenic potential of cell-free spleen extracts prepared from spleens of FLV-treated mice is shown in Table 7; it is clear that the octanoate derivative has a very good activity in inhibiting FLV leukemogenesis. GOLDIN and JOHNSON (this symposium) compared the activity of adriamycin and adriamycin-14-octanoate against Lewis lung carcinoma, and found that both compounds have a similar effect.

Table 7. Effect _in vitro_ of adriamycin derivatives on the leukemogenic potential of
cell-free spleen extracts prepared from spleens of FLV-infected mice (AKR-strain)

System	Spleen weight (g) 12th day post infection
Control (infected)	3.75, 2.56, 1.78, 3.51 (2.89)
Adriamycin (5×10^{-4} M)	2.12, 1.37, 0.93, 0.33 (1.19)
Adriamycin-14-acetate (5×10^{-4} M)	0.92, 1.10, 0.43, 1.98 (1.10)
Adriamycin-14-octanoate (5×10^{-4} M)	2.29, 1.88, 2.28, 0.45 (1.72)

Preincubation of cell-free extracts, with or without compound was carried out
for 2h at 37 °C. Figures in brackets are the arithmatic mean of individual values

The differences between the biological activity of adriamycin derivatives and their _in-vitro_ effects on DNA structure indicate that these derivatives undergo some metabolic alteration leading to the formation of a derivative that behaves in a similar way to adriamycin. As recently observed by LENAZ (L.Lenaz, Farmitalia, Milan, pers. comm.), the octanoate derivative is converted _in-vivo_ to hydroxy-adriamycin. This

explains the significant activity of the octanoate derivative in biological systems, despite its very moderate interaction with DNA under
in-vitro conditions.

Acknowledgement

The author is much indebted to Doctors F. Zunino and D. Gericke for
collaboration in some of the experiments reported in this article.
Gratefully acknowledged are Mrs. A. Götz for her expert technical
assistance and Mrs. Linda K. Steel for preparing the manuscript.

R e f e r e n c e s

1. CHANDRA, P., ZUNINO, F., GÖTZ, D., GERICKE, R., THORBECK, R.
   and DI MARCO, A.:
   FEBS-Letters 21, 264 (1972a).

2. CHANDRA, P., GERICKE, D., ZUNINO, F. and KORNHUBER, B.C.G.:
   Pharmacol. Res. Commun. 4, 269 (1972b).

3. CHANDRA, P., DI MARCO, A., ZUNINO, F., CASAZZA, A.M., GERICKE, D.,
   GIULIANI, F., SORANZO, C., THORBECK, R., GÖTZ, A., ARCAMONE, F.
   and GHIONE, M.:
   Naturwissenschaften 59, 448 (1972c).

4. CHANDRA, P., GERICKE, D., ZUNINO, F. and THORBECK, R.:
   Klin.Wschr. 51, 781 (1973).

5. CHANDRA, P.:
   Topics in Current Chemistry, Vol. 52 (1974),
   Springer-Verlag (in press).

6. FRIDLANDER, B. and A. WEISSBACH:
   Proc. Natl. Acad. Sci., U.S., 68, 3116 (1971).

7. GREEN, M., PARSON, J.T., CAFFIER, H., LANDGRAF-LEURS, M. and
   TSUEI, D.:
   In: The Biology of Oncogenic Viruses, ed. L. Silvestri
   (North-Holland, Amsterdam, 1971) p. 193 (1971).

8. LOWRY, O.H., ROSEBROUGH, N.I., FARR, A.L. and RANDALL, R.J.:
   J.Biol. Chem. 193, 265 (1951).

9. ROSS, J., SCOLNICK, E.M., TODARO, G.J. and AARONSON, S.A.:
   Nature New Biol. 231, 163 (1971).

10. YAMAMATO, K., ACTON, E.M., HENRY, D.W.:
    J. Med. Chem. 15, 872 (1972).

Adriamycin und Hämoblastosen

Adriamycin in the Treatment of Acute Leukemias and Non-Hodgkin Lymphomas

L. Schwarzenberg, J.L. Misset, P. Pouillart, J.L. Amiel, and G. Mathé

Services d'Hématologie, de Chimiothérapie et d'Immunothérapie de l'Institut Gustave Roussy, et l'Institut de Cancérologie et d'Immunogénétique, Unité Fred-Siguier de Dévelopement Thérapeutique de l'Hôpital Paul Brousse, Villejuif, France

This paper describes (1) the results of clinical trials of adriamycin given alone in the treatment of acute leukemias (1) and (2), the first results of giving adriamycin in combination with other drugs in the treatment of non-Hodgkin lymphomas.

1. Acute Leukemias

1.1. Patients and Methods

Patients: We have used adriamycin since 1961. In all 115 patients have been treated, 84 with acute lymphoid leukemia (ALL) and 31 with acute myeloid leukemia (AML) (Table 1). All patients were in the visible phases of the disease (1st to 6th phase for ALL and 1st to 3rd for AML). All the patients with ALL had shown, prior to the treatment with adriamycin, partial or complete resistance to the combination of prednisone and vincristine.

Table 1. 115 acute leukaemia patients treated with adriamycin

	Total number	1st P.P.*	2nd P.P.	3rd P.P.	4th P.P.	5th P.P.	6th P.P.	Age
ALL	84	23	25	20	9	4	3	2 years to 58 years
AML	31	16	11	4	0	0	0	7 months to 74 years
Total	115							

* P.P. = Perceptible phase

Dose schedules: Adriamycin is given intravenously (i.v.) 10 $mg/m^2/d$ for 4 days, with a 3-day interval between the courses of injections. The number of courses of injection varied from one to four.

The patients were all treated in hospital and examined clinically twice daily, with particular attention to the cardiovascular system. Haematological examinations were made three times a week with an

immunological check-up before and after the treatment. An electro-
cardiogram (ECG) and an estimate of the serum creatinine phospho-
kinase (CPK) were made before, during and after chemotherapy.

1.2. Results

ALL: The results are summarized in Table 2: 31 complete remissions
were obtained among 84 patients (37 %). All these patients had
previously been found resistant, either totally (19 patients) or partially (12 patients) to the combination of prednisone and vincristine.
The remissions were generally induced in two or three weeks, sometimes
within one week. The percentage of remissions was not found to vary
according to the stage of the disease. There was no cross-resistance
between adriamycin and prednisone, vincristine, 6-mercaptopurine, or
methotrexate. In cases resistant to adriamycin we obtained no remissions with daunorubidomycin (1).

Table 2. ALL – results of adriamycin treatment according to perceptible phase

	Number of patients	Complete remission	Regression >50 %	Regression <50 %	Total Failure
1st P.P.	23	7	2	2	12
2nd P.P.	25	12	4	0	9
3rd P.P.	20	6	2	3	9
4th P.P.	9	3	0	0	6
5th P.P.	4	1	0	0	3
6th P.P.	3	2		1	
Total	84	31*	8	6	39

* Out of 31 patients in complete remission, 19 had proved totally resistant and
12 partially resistant to the combination PDN-VCR

AML: The results are summarized in Table 3. Among 31 patients we obtained 9 complete remissions (29 %). The percentage of complete remissions is about the same, according to the stage of the disease.

Table 3. AML – results of adriamycin treatment according to perceptible phase

	Number of patients	Complete remission	Regression >50 %	Regression <50 %	Total Failure
1st P.P.	16	5	2	2	7
2nd P.P.	11	3	1	4	3
3rd P.P.	4	1	0	0	3
Total	31	9 (29 %)	3 (10 %)	6 (20 %)	13 (41 %)

1.3. Tolerance (Table 4)

Eighty out of 115 patients had severe bone marrow aplasia with poly-morphonuclear leukocyte counts below $300/mm^3$ and platelet counts below $50,000/mm^3$. 29 patients had to be nursed in pathogen-free rooms for long periods. One patient with complete absence of platelets and neutrophils died of a meningeal haemorrhage. 11 patients showed good haematological tolerance; 24 showed some degree of hypoplasia. We noted oral ulcerations in 23 cases and alopecia in 50 cases.

Table 4. Signs of toxicity observed during treatment with adriamycin in 115 patients with acute leukaemia in the perceptible phase

Haematological toxicity	Severe pancytopenia	80
	Transitory hypoplasia	24
	Good tolerance	11
Cardiovascular toxicity	Disturbed ECG and elevated CPK	3
	Lethal	1
Buccopharyngeal and mucosal toxicity		23
Alopecia		50

The cardiovascular toxicity was lethal in one patient, a child who had been given two courses of 25 mg/d for 4 days developed acute heart failure 3 days after the end of the second course of treatment.

In 3 cases cardiac toxicity was detected by cardiomegaly, ECG and biochemical tests. Frequently, the only sign of cardiac toxicity is a rise in CPK; this isolated indication was found in 13 patients.

1.4. Discussion

We can confirm the effectiveness of adriamycin for the treatment of acute leukemias. The value of this drug was two-fold: (1) it enabled a considerable percentage (31 out of 84 = 37 %) of remissions to be achieved in acute lymphoid leukemias that had proved resistant to the combination of vincristine and prednisone; (2) it induced remissions in a good percentage of patients with acute myeloid leukemia (9 complete remissions in 37 patients = 29 %). The drawback of adriamycin is its high toxicity, which led to marrow aplasia, mucosal ulceration and cardiac failure (one death in 115 patients).

In effectiveness, adriamycin compares favourably with daunorubidomycin, which gives remission in 25 % of patients with acute lymphoid leukemias

not selected for their drug resistance, and 26 % incidence of remission
in acute myeloid leukemias (2).

The toxic effects on the haematopoietic system and mucosae seem to be
of the same order as with daunorubidomycin. No randomized trial has
been done to assess the relative effects of these two drugs on the
heart; among 112 patients given daunorubidomycin (2) we have seen 15
severe cardiac lesions (13.4 %) with 5 deaths (4.5 %); among 115 patients given adriamycin there were 4 cases of major cardiac abnormalities (3.5 %) and one death (0.9 %).

2. Non-Hodgkin Lymphomas

The recent data on non-Hodgkin lymphomas have shown (1) that the active drugs include not only vincristine, cyclophosphamide and prednisone,
but also VM 26 (3), adriamycin (4) and perhaps bleomycin (5); (2) that
better results are obtained with combinations of drugs than with a
single drug (6).

We have tried to define chemotherapy protocols while taking into ac-
count the notions of pharmacological potentiation, cell recruitment
and partial cell synchronization. For non-Hodgkin lymphomas we give
adriamycin on the first day of every course of treatment to take advantage of the cell recruitment induced by this drug.

2.1. Patients and Methods

Patients: 24 patients with non-Hodgkin lymphomas, stage III or IV, received this protocol. The number of courses of treatment varied from
two to six.

Dose schedules: On day 1 we gave adriamycin: 40 mg/m^2 i.v.; on day 2
VM 26: 60 mg/m^2 i.v.; on days 3 and 4 cyclophosphamide: 300 mg/m^2; on
days 4 to 10 prednisone: 40 mg/m^2, with a minimum interval of 15 days
between the courses of treatment. The number of such courses should
not exceed 8, so that the total dose of adriamycin during the treatment is restricted to 320 mg/m^2. Before every course of treatment
serum CPK and ECG are checked. The first two courses of treatment
are done in hospital; in cases with severe hypoplasia the patients
are nursed in pathogen-free rooms (7). Chemotherapy is followed by
radiotherapy if the residual lesion has subsided, and in every case
by the combination of vincristine, cyclophosphamide and prednisone.

2.2. Results

We can give only short-term results as this protocol was begun less
than one year ago. The results are given in Table 5.

Table 5. Results obtained with a protocol using sequentially adriamycin, VM 26,
cyclophosphamide and prednisone in 24 non-Hodgkin lymphomas, Stages III and IV

Complete Remission	Partial Remission	Total Failure
16	5	3

There is a high percentage of positive results (21 out of 24 cases =
87.5 %) and a very good percentage of complete remissions (16 out of
24 cases = 66 %).

2.3. Tolerance

We have had 2 cases of severe aplasia with septicemia, one of them
lethal, but no cardiac toxicity.

2.4. Discussion

These results clearly show the great sensitivity of the non-Hodgkin
lymphomas to this chemotherapy protocol. Immediate results'are good
but will be of even greater interest if the complete remissions obtained can be prolonged. In our protocol, the first chemotherapy is
given for as long as possible without adriamycin causing any actual
myocardial damage. Any residual lymph-node localizations are then
treated by radiotherapy. This is followed by long-term complementary
chemotherapy with vincristine, cyclophosphamide and prednisone over
two years, and finally by active immunotherapy.

3. Conclusion

Our results confirm that the utilization of adriamycin constitutes a
real advance. Adriamycin appears to be as efficient as daunorubidomycin, but less dangerous, when given alone in acute leukemias or in
combination in non-Hodgkin lymphomas. The utilization of adriamycin
in the combination chemotherapy of solid tumors (8) will probably
prove to be one of the most significant advances in cancerology
during the next few years.

58

4. Summary

Adriamycin given alone enabled us to obtain complete remissions in
37 % of acute lymphoid leukemias resistant to the combination of
prednisone and vincristine, and remissions in 29 % of acute myeloid
leukemias. With adriamycin given in combination with VM 26, cyclophosphamide and prednisone, we obtained complete remissions in 66 %
of non-Hodgkin lymphomas. Following the integration of adriamycin into the chemotherapy protocol in combination with other drugs, it seems
reasonable to hope for considerable progress in the treatment of solid
tumors, in spite of the severe bone marrow toxicity of adriamycin.

R e f e r e n c e s

1. MATHE, G., AMIEL, J.L., HAYAT, M., DE VASSAL, F., SCHWARZENBERG,L.,
   SCHNEIDER, M., JASMIN, C. and ROSENFELD, C.:
   - Adriamycin in the treatment of acute leukemias.
   In: International Symposium on Adriamycin. Berlin-Heidelberg-New
   York: Springer 1972.

2. E.O.R.T.C.: "Leukemia and Hematosarcoma" Cooperative Group.
   In: Recent Results in Cancer Research, Vol. 30. Berlin-Heidelberg-
   New York: Springer 1970.

3. E.O.R.T.C.: "Leukemia and Hematosarcoma" Cooperative Group.
   Clinical screening of epipodophyllotoxin VM 26 in malignant
   lymphomas and solid tumors.
   Brit.Med.J. 2, 744 (1972).

4. O'BRYAN, R.H., LUCE, J.K., TALLEY, R.W., GOTTLIEB, J.A., BAKER,L.H.
   and BONADONNA, G.:
   Phase II evaluation of adriamycin in human neoplasia.
   Cancer. 32, 1 (1973).

5. E.O.R.T.C.: "Leukemia and Reticulocytoses" Cooperative Group.
   Bleomycin in the reticuloses.
   Brit.Med.J. 1, 285 (1972).

6. FREI, E. III:
   Combination Cancer Therapy. Presidential Address.
   Cancer Research 32, 2593 (1972).

7. MATHE, G. and FORESTIER, P.:
   Un outil moderne de la recherche médicale française à l'Institut
   de Cancérologie et d'Immunogénétique. Indications de la recherche
   expérimentale et clinique. Conditionnement hyposeptique des
   animaux et malades.
   Tech.Hosp. 20, 47 (1965).

8. POUILLART, P., MATHE, G. and SCHWARZENBERG, L.:
   Essai de recrutement cellulaire par synchronisation partielle
   pour l'établissement d'une combination chimiothérapique.
   Bull. Cancer 60, 187 (1973).

Adriamycin bei der Behandlung akuter Leukämien. Biochemische Grundlagen und klinische Ergebnisse[*]

W. Wilmanns und K. Wilms

Robert-Bosch-Krankenhaus Stuttgart, Abteilung Hämatologie, Immunologie, Onkologie am Zentrum für Innere Medizin, Stuttgart, BRD, und Medizinische Universitätsklinik Tübingen, Abteilung Innere Medizin II, Tübingen, BRD

Biochemische Grundlagen

Wie Daunorubidomycin so gehört auch Adriamycin zur Gruppe der cytocid wirksamen Anthracyclin-Antibiotica. Sie hemmen die DNS- und RNS-Synthese und bilden mit doppelsträngiger DNS Komplexe, wodurch diejenigen molekularen Vorgänge gehemmt werden, für die eine Trennung der komplementären DNS-Stränge erforderlich ist. Ausserdem werden durch diese Antibiotica Zellen, die ihre DNS-Replikation beendet haben, in der G_2-Phase blockiert. Diese Eigenschaften erklären die bei Kurzzeitkulturen leukämischer Zellen beobachtete Hemmung der Inkorporation von ^{3}H-Thymidin und ^{3}H-Desoxyuridin in die DNS sowie von ^{3}H-Uridin in die RNS (Abb. 1). Die in Abb. 1 wiedergegebenen Versuchsergebnisse, die durch 4-stündige Inkubation leukämischer Blasten mit

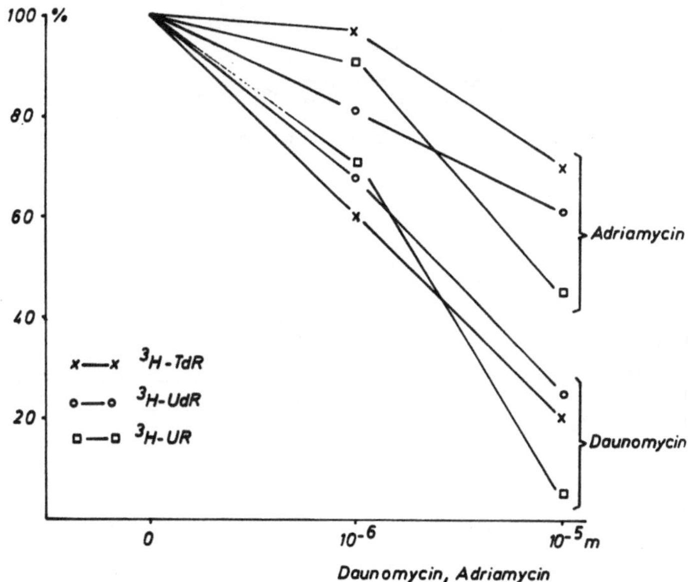

Abb. 1. In vitro Effekt von Daunomycin und Adriamycin auf die Einbauraten von ³H-TdR (Thymidin), ³H-UdR (Desoxyuridin) und ³H-UR (Uridin) in leukämischen Zellen

---

[*] Mit Unterstützung der Deutschen Forschungsgemeinschaft (Forschergruppe: Leukämie- und Tumortherapie)

den beiden genannten Anthracyclin-Antibiotica und Messung der Einbauraten von DNS- und RNS-Vorstufen gewonnen wurden, zeigen eine erheblich stärkere Hemmwirkung von Daunomycin im Vergleich zu Adriamycin.
Deshalb setzen wir, wenn wir im in-vitro-Test die Empfindlichkeit der
Leukämiezellen gegenüber Anthracyclin-Antibiotica studieren, Daunomycin
als Inhibitor ein und bewerten die Hemmung der DNS- und RNS-Synthese
auch als Hinweis für die Empfindlichkeit der Leukämiezellen gegenüber
Adriamycin.

Auffallend ist, dass in vivo unmittelbar nach einer therapeutischen
Gabe von Daunomycin oder Adriamycin in den Leukämiezellen die Aktivität der DNS-Polymerase und der Thymidinkinase zunächst ansteigen, um

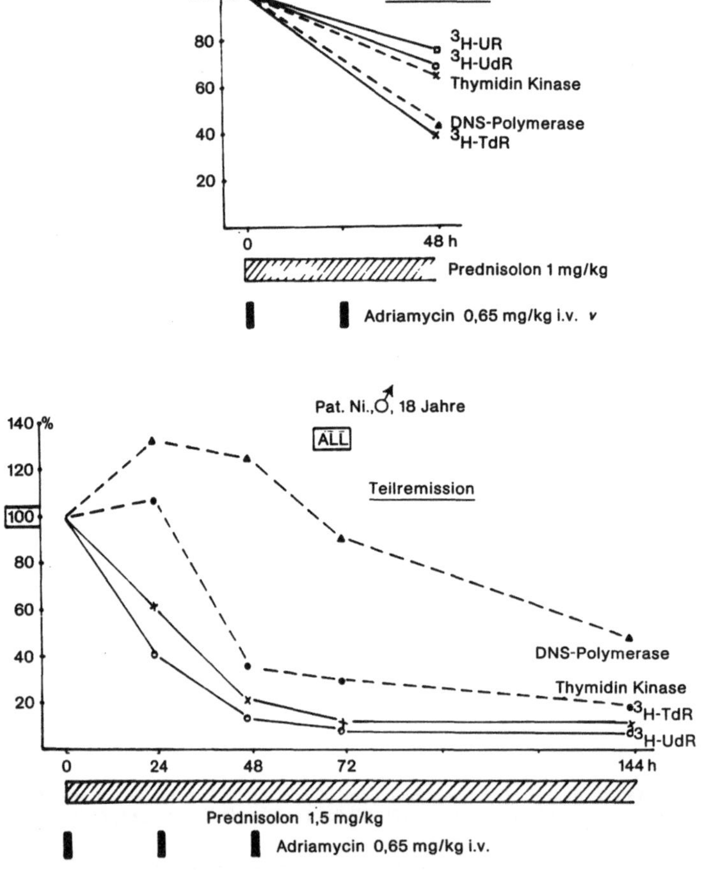

Abb. 2. Wirkung der Adriamycin-Behandlung auf die DNS- und RNS-Synthese

erst dann im weiteren Verlauf abzufallen (Abb. 2). Dieses Verhalten
der beiden Enzyme konnte nicht nur in den Leukämiezellen nach Therapiebeginn, sondern auch in vitro in durch Phytohämagglutinin stimu-.
lierten Lymphocytenkulturen unter der Einwirkung der beiden Medikamente beobachtet werden. Der Aktivitätsanstieg dieser beiden Enzyme
lässt sich weitgehend unterdrücken durch gleichzeitige Inkubation
mit Cycloheximid bzw. Puromycin und in geringerem Masse durch
Actinomycin (Abb. 3). Als Ursache für die initialen Aktivitätssteige-
rungen der beiden Enzyme unter der Einwirkung der Anthracyclin-Antibiotica ist daher eine Fehlsteuerung der Proteinsynthese mit einer
Induktion von Enzymproteinen, die durch Cycloheximid u.a. gehemmt
werden kann, zu vermuten.

Aufbauend auf den beschriebenen biochemischen Voraussetzungen haben
wir ein Testsystem aufgebaut, das uns in die Lage versetzt, späte-

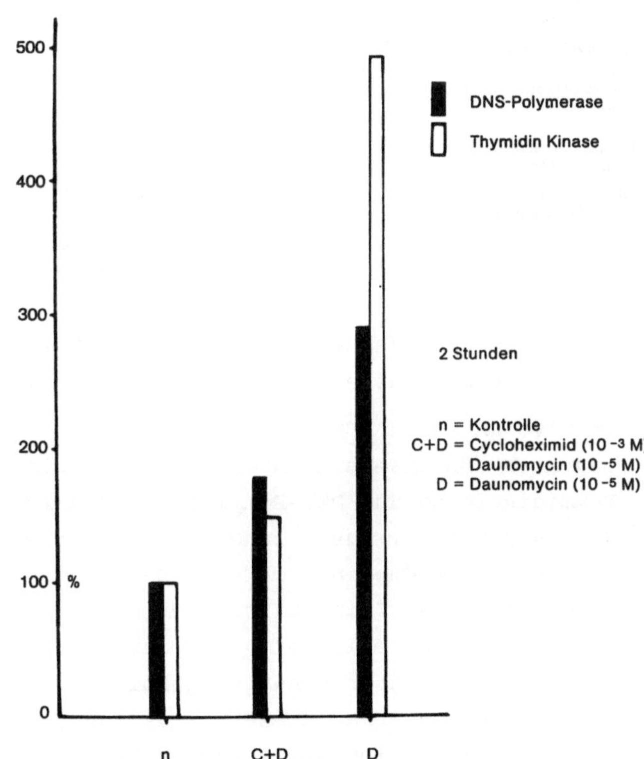

Abb. 3 Aktivitäten der DNS-Polymerase und Thymidin-Kinase in Phytohämagglutinin-stimulierten
Lymphozyten während einer 2stündigen Inkubation unter der Einwirkung von Daunomycin
+ Cycloheximid oder Daunomycin alleine im Vergleich zu unbehandelten Kontrollkontu-
ren

stens 48 Stunden nach Beginn einer Behandlung mit Daunomycin oder
Adriamycin die Empfindlichkeit der leukämischen Zellpopulation zu
beurteilen. Die Empfindlichkeitskriterien im einzelnen und ihre Korrelation zu klinisch nachweisbaren Therapieeffekten unter der Behandlung mit Anthracyclin-Antibiotica sind in Tabelle 1 zusammengestellt.
Als Zeichen für die Empfindlichkeit der leukämischen Zellen wurden
bewertet:

Tab. 1. Empfindlichkeitskriterien von Leukämiezellen gegenüber Dauno-
Rubidomycin und Adriamycin bei 22 Patienten mit akuten Leukämien

Kriterien für Empfindlichkeit	Teste +	–	Voll- oder Teilremission	Blasten-abfall	kein Effekt
in vitro:					
Hemmung der Einbauraten von TdR, UdR und UR >80 %	19		11	8	
unter der Therapie in den					
ersten 3 Tagen:					
(Daunomycin: 1 mg/kg i.v.a. 1. Tag Adriamycin: 0,65 mg/kg i.v.a. 3 Tagen)					
Abfall der Einbauraten von TdR, UdR und UR, Abfall der Aktivitäten von Thymidin Kinase und DNS-Polymerase	3			2	1

in vitro: Eine Hemmung der DNS- und RNS-Synthese um mehr als 80 %
bei einer Konzentration von 10^{-5}M Daunomycin im Inkubationsmedium;

in vivo unter der Therapie in den ersten 3 Tagen: Abfall der Einbauraten von DNS- und RNS-Vorstufen sowie der Enzymaktivitäten der
Thymidinkinase und DNS-Polymerase. Von 22 Patienten zeigten nach
den in Tabelle 1 zusammengestellten Kriterien 19 die biochemischen
Zeichen einer Empfindlichkeit. Bei 11 von diesen Patienten wurde
eine Voll- oder Teilremission erreicht; 8 reagierten lediglich mit
einem Blastenabfall. Bei 3 Patienten, die nach den beschriebenen
biochemischen Untersuchungsergebnissen keinen Therapieeffekt erwarten liessen, traf diese Voraussage einmal zu; bei 2 weiteren
Patienten wurde lediglich ein Leukocytenabfall ohne Änderung des
Differentialblutbildes beobachtet. Es muss in diesem Zusammenhang
darauf hingewiesen werden, dass an die Beurteilung der Blasten-
empfindlichkeit gegenüber Adriamycin bzw. Daunomycin nicht die

Vorhersage einer echten Remission geknüpft ist. Denn nicht selten
kommt es im Zusammenhang mit einer starken Reduktion der leukämischen Blasten zu einer langanhaltenden Markaplasie, die eine effektive Fortsetzung der eingeleiteten Behandlungsmassnahmen un-
möglich macht.

Die Hemmung der DNS-Synthese in Leukämiezellen ist bereits nachweisbar, wenn Adriamycin in nicht therapeutisch wirksamen Dosen gegeben
wird. Dieses zeigt die Abb. 4. Ein 57 Jahre alter Patient mit einer
akuten Myelomonocytenleukämie, bei dem es unter Behandlung mit Cytosin-
Arabinosid zu keiner Besserung gekommen war, erhielt anfangs Adriamycin versehentlich nur in einer Dosis von 0,07 mg/kg täglich. Das
entspricht einem 10-tel der sonst therapeutisch angewandten Dosis.
Bereits unter dieser Therapie kam es zu einem deutlichen Abfall der
Thymidinkinase und der ^{3}H-Thymidin-Einbaurate. Mit höheren Adriamycin-
Dosen wurde später eine Teilremission erzielt.

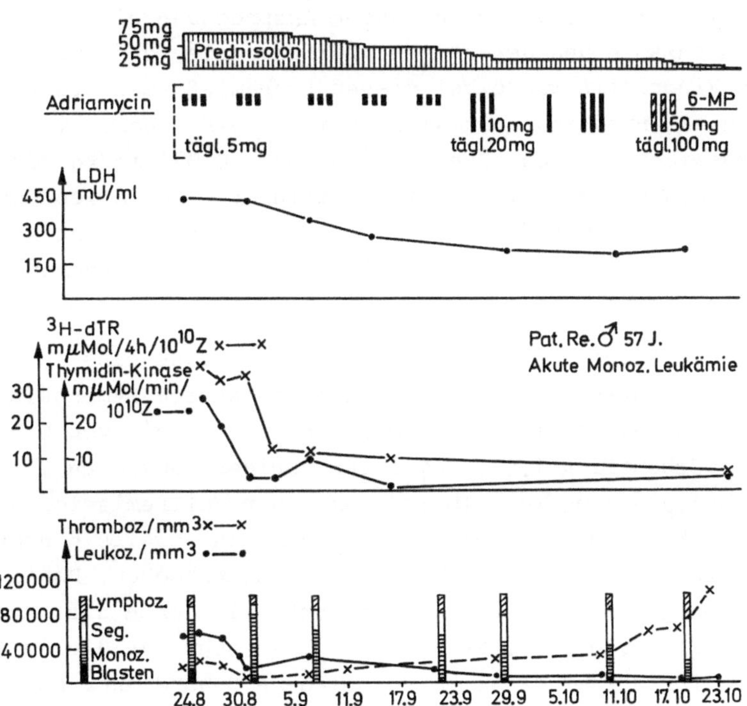

Abb. 4.

<u>Klinische Ergebnisse</u>

Unter Behandlung mit Daunomycin konnten wir bei 6 Patienten im Alter
zwischen 15 und 62 Jahren keine Remission erreichen. Bei den meisten
war der Grund der, dass eine Fortsetzung der Behandlung infolge der
schweren cytotoxischen Nebenwirkungen nicht möglich war. Daraufhin
haben wir Adriamycin bei insgesamt 27 auswertbaren Patienten therapeutisch eingesetzt. Die Behandlung erfolgte mit 0,65 mg/kg Körpergewicht an 3 aufeinanderfolgenden Tagen. Nach unserem Therapieproto-
koll sollte diese Behandlung in wöchentlichen Abständen wiederholt
werden, sofern nicht ein zu starker Leukocytensturz oder eine noch
deutlich abfallende Tendenz der Leukocytenzahl eine Woche nach Behandlungsbeginn eine Kontraindikation gegen eine Fortsetzung dieser
intensiven cytostatischen Therapie zu diesem Zeitpunkt waren. Das war
allerdings praktisch immer der Fall. Wir haben deshalb die Adriamycin-
Therapie dann weitergeführt, wenn die Leukocyten keine weiter abfallende Tendenz zeigten und bei Leukocytenwerten unter 2000/mm^3 im peripheren Blut die Fortsetzung der Behandlung vom Knochenmarkbefund ab-
hängig gemacht. Wegen der guten Ansprechbarkeit der akuten Lymphobla-
stenleukämie und der akuten undifferenzierten Leukämie auf Prednisolon
und Vincristin wurde bei diesen Leukämieformen die Adriamycinbehandlung mit Prednison und Vincristin in einer Dosis von 1,5 mg/kg Körpergewicht täglich (Prednisolon) bzw. 0,035 mg/kg Körpergewicht einmal wöchentlich (Vincristin) kombiniert. Bei allen übrigen Leukämieformen wurde mit Ausnahme eines Patienten, der von Anfang an eine
schwere Leukopenie hatte, kein Prednisolon in therapeutisch wirksamen
Dosen verabreicht.

Nach erfolgreicher Induktionstherapie wurde eine Intervallbehandlung
angeschlossen, bei den Patienten mit akuten Lymphoblastenleukämien
im allgemeinen mit Methotrexat in einer Dosis von 0,3 - 1 mg/kg einmal wöchentlich i.v., bei allen übrigen Leukämien mit Purinethol (täglich 1,5 - 3 mg/kg). Im Stadium einer Vollremission wurde diese Intervallbehandlung zweimal in Abständen von jeweils 6 Wochen durch eine
abgekürzte Reinduktionsbehandlung unterbrochen. Dabei wurden erneut
diejenigen Medikamente verabreicht, mit denen die Remission herbei-
geführt worden war. Es erfolgte hier aber nur die im Therapieproto-
koll für die erste Woche vorgesehene Behandlung. Nach Abschluss der
ersten Induktionsbehandlung und während der Reinduktion wurde jeweils
eine Liquorpunktion durchgeführt und zur Prophylaxe einer Meningiosis
leukämica jeweils 0,5 mg/kg Methotrexat intrathekal injiziert. Im Stadium einer Teilremission wurde die Intervallbehandlung bis zur Mani-

festation eines erneuten Rezidivs und dann eine erneute Intensivbe-
handlung durchgeführt.

Die Ergebnisse der Adriamycinbehandlung bei den einzelnen Patienten
sind in Tabelle 2 und 3 zusammengestellt.

In der Gruppe mit akuten Myeloblasten-, akuten Promyelocyten- und
akuten Myelomonocytenleukämien (Tabelle 2) wurden bei 15 Patienten
3 Voll- und 2 Teilremissionen erreicht. Demgegenüber stehen 10 Ver-
sager. Es muss aber betont werden, dass es sich bei diesen sogenann-
ten Versagern meistens nicht um eine primäre Unempfindlichkeit gegenüber Adriamycin handelte. Im Gegenteil, häufig war eine effektive
Fortführung der Therapie wegen schwerer, lang anhaltender Leukopenien
und Markaplasien nicht möglich. Auffallend sind die besonders lang
anhaltenden Remissionen bei 2 der 3 Patienten, bei denen eine Vollremission erreicht wurde. Bei dem einen Patienten handelte es sich
um eine akute Myeloblasten-, bei dem anderen um eine akute Promyelo-
cytenleukämie, die sonst als prognostisch besonders ungünstig beur-
teilt wird. Diese beiden Patienten befinden sich inzwischen über 38
bzw. 28 Monate in einer Vollremission, und sie sind voll leistungs-
fähig.

Tab. 2. Zusammenstellung von 16 Patienten mit akuten Leukämien – mit
Ausnahme akuter Lymphoblasten – und akuten, undifferenzierten Leukämien – die mit Adriamycin behandelt wurden

Fall Nr.	Name, Alter Geschlecht	Leukämie-form	Vorbehandlung	Kombi-nation	Adriamycin-Gesamtdosis		Therapie-ergebnis	Dauer Monate	Nebenwirkungen
					mg	mg/kg			
1.	Wa. 31 J. m.	AML	Prednisolon	0	320	4,5	VR	+38	Miliar-Tbc
2.	Mä. 46 J. w.	AML	0	0	80	1,5	VR	6	Candidasepsis
3.	Li. 40 J. w.	AML	0	0	160	2,2	V		
4.	Kn. 41 J. m.	AML	Daunobl., AraC, Purineth.	0	120	1,9	V		
5.	Ho. 39 J. m.	AML	0	0	240	3,6	V		
6.	Cl. 66 J. m.	AML	0	0	160	2,3	V		akutes Nierenvers.
7.	Br. 33 J. m.	AML	AraC, Thioguanin, Prednisolon	0	70	1,3	V		
8.	Pö. 41 J. m.	AML	Purinethol, Pred.	0	240	3,3	V		Hirnblutung
9.	Et. 21 J. w.	AML	COAP	0	330	8	V		nekr. Darmentzünd.
10.	Ka. 17 J. w.	AML	AraC	0	100	2	V		schwere Ösophagitis
11.	Ba. 39 J. m.	APromL	0	Pred.	350	5	TR	5	
12.	Fu. 40 J. m.	APromL	0	0	140	2	VR	+28	
13.	Spi. 44 J. m.	APromL	0	0	200	3,3	V		
14.	Re. 57 J. m.	AMol	AraC, Pred.	0	160	2,3	V		
15.	Ei. 34 J. m.	AMol	0	0	495	6,2	TR	2	
16.	Le. 29 J. m.	RS	Purinethol, Pred.	0	320	5,1	TR	5	

AML = akute Myeloblastenleukämie, AMol = akute Myelomonozytenleukämie, APromL = akute Promyelozytenleukämie,
RS = Retikulosarkomatose mit leukämischer Verlaufsform

Der Verlauf der 46-jährigen Patientin Mä. ist insofern bemerkenswert,
als es bereits nach 2 Injektionen von 40 mg Adriamycin zu einem Leukocytensturz mit nachfolgendem Abfall des Blastenanteils in der Periphe-
rie und zu einem Rückgang des Blastenanteils im Sternalpunktat von 78
auf 2 % kam. Die Patientin ist leider nach 6 monatiger Remissionsdauer in einem erneuten Schub bei Wiederholung der Adriamycin-Behandlung an einer Candidasepsis verstorben.

Aus Tabelle 3 ist ersichtlich, dass in der Gruppe der akuten Lympho-
blasten- und akuten undifferenzierten Leukämien (9 Patienten mit ALL
und 3 Patienten mit AUL) bei sämtlichen Behandlungen eine Voll- oder
Teilremission erreicht wurde. Allerdings wurde stets Prednisolon in
therapeutisch wirksamen Dosen (1,5 mg/kg Körpergewicht) verabreicht
und die meisten Patienten erhielten zusätzlich Vincristin (0,035 mg/
kg in wöchentlichen Abständen). Bekanntlich ist bei diesen Leukämieformen die Remissionsrate bereits unter einer alleinigen Kombinationsbehandlung mit Prednisolon und Vincristin sehr hoch, insbesondere dann,
wenn durch Untersuchungen der DNS-Synthese in den leukämischen Blasten
eine Empfindlichkeit gegenüber Corticosteroiden nachgewiesen werden
kann. Dass aber insbesondere im Rezidiv die zusätzliche Gabe von
Adriamycin von therapeutischer Bedeutung sein kann, zeigt die Analyse

Tab. 3. Zusammenstellung von 9 Patienten mit akuter Lymphoblasten-
leukämie (ALL) und 3 Patienten mit akuter undifferenzierter Leukämie
(AUL), die mit Adriamycin behandelt wurden

Fall Nr.	Name, Alter Geschlecht	Leukämie-form	Vorbehandlung	Kombi-nation	Adriamycin-Gesamtdosis		Therapie-ergebnis	Dauer Monate	Nebenwirkungen
					mg	mg/kg			
1.	Ru. 15 J. w.	ALL	Pred./Vcr.	Pred.	360	6,2	TR	7	Candidasepsis
2.	Lp. 23 J. m.	ALL	Pred./Vcr.	Pred.	400	5	VR	?	Sepsis
3.	Ke. 33 J. w.	ALL	Pred./Vcr.	Pred.	150	2	TR	3	Stomatitis
4.	Di. 17 J. w.	ALL	Pred./Vcr.	Pred./Vcr.	160	2,4	TR	2	
5.	Ka. 36 J. w.	ALL	0	Pred.	320	4,9	VR	5	Stomatitis
			b)	Pred.	135	2,2	VR	2	
			c)	Pred.	205	3,1	VR	1	
6.	Mü. 25 J. m.	ALL	Pred./Vcr.	Pred./Vcr.	30	0,5	TR	3	Verbrauchskoagulop.
7.	Eb. 30 J. m.	ALL	Pred./Vcr.	Pred.	120	2	TR	2	
8.	Ra. 18 J. m.	ALL	Pred./Vcr.	Pred./Vcr.	150	2,5	TR		
				+ AraC			VR	+5	
9.	Ul. 41 J. w.	ALL	COAP	Pred./Vcr.	120	1,95	TR	3	Ruhr, nekr. Darmentz.
10.	Fe. 23 J. m.	AUL	0	Pred./Vcr.	270	1,95	VR	+7	
11.	Rä. 23 J. m.	AUL	Pred./Vcr.	Pred.	250	4	VR	3	Kardiotoxizität
12.	We. 23 J. m.	AUL	Pred./Vcr.	Pred./Vcr.	300	3,8	VR	8	CK-Erhöhung, Extrasystolen
			b)	Pred.	450	5,6	VR	6	
			c)	Pred./Vcr., AraC	150	1,9	TR	2	Rechtsschenkelblock
		d)	AraC+Pred./COAP	Pred./Vcr.	280	3,5	TR	2	
			Versager		1180	14,8			

des Falles Nr. 12 (Pat. We). Bei diesem Patienten wurden im Verlauf
von mehr als zwei Jahren bisher 4 Remissionen erreicht. Im letzten
Rezidiv erfolgte zunächst eine Behandlung mit Cytosin-Arabinosid und
dann mit COAP. Diese Therapie war erfolglos. Erst die kombinierte
Behandlung mit Prednisolon, Vincristin und Adriamycin führte erneut
zu einer Teilremission. Da im COAP-Behandlungsschema bereits Prednisolon und Vincristin enthalten sind, ist dieser Behandlungserfolg auf
die zusätzliche Gabe von Adriamycin zurückzuführen.

Wie die meisten Cytostatica, so gelangt auch Adriamycin nicht in ge-
nügend hoher Konzentration in den Liquor, um eine Meningiosis leukämica
therapeutisch zu beeinflussen. Dieses zeigt die Verlaufsbeobachtung
bei dem Patienten F. mit einer akuten undifferenzierten Leukämie, bei
dem inzwischen nach erfolgreicher Behandlung mit Prednisolon, Vincristin und Adriamycin eine Vollremission mehr als 9 Monate anhält
und der in voller Leistungsfähigkeit seinem Studium an einer Sport-
hochschule nachgeht. Wie Abb. 5 zeigt, wurde bei diesem Patienten unter einer erfolgreichen ersten Induktionsbehandlung nach dem Knochenmarkbefund eine Vollremission erreicht. Im peripheren Blut wurden aber
3 Monate nach Therapiebeginn noch bis zu 9 % Blasten nachgewiesen. Zu

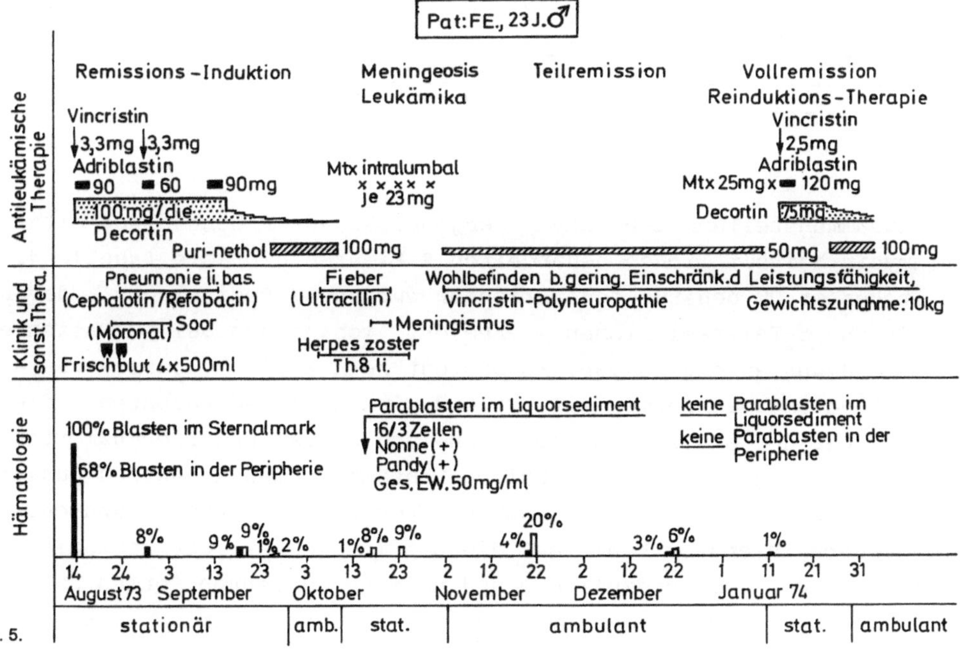

Abb. 5.

diesem Zeitpunkt erfolgte eine erneute stationäre Aufnahme wegen Fieber und Meningismus. Ausserdem bestand ein Herpes zoster im Bereich von Th 8. Die Liquorpunktion ergab mit 16/3 Zellen noch einen normalen Zellgehalt; jedoch war das Eiweiss vermehrt. Eine morphologische Untersuchung der Liquorzellen nach Sedimentation des Liquors in der Sayk-Kammer ergab, dass es sich trotz normaler Zellzahl vorwiegend um Blasten handelte. Es erfolgte daraufhin eine Meningiosis-Behandlung durch 5malige Gabe von 0,3 mg/kg Körpergewicht Methotrexat in den Liquor in 3-tägigen Abständen. Nach dieser Behandlung manifestierte sich die Vollremission auch an einer Normalisierung des peripheren Blutbildes. Diese Verlaufsbeobachtung unterstreicht erneut die Notwendigkeit einer prophylaktischen Behandlung der Meningiosis leukämica auch bei solchen Patienten, bei denen durch Adriamycin eine Remission erreicht worden ist.

Tab. 4. Ergebnisse der Adriablastin-Behandlung bei akuten Leukämien

Leukämie-form	Zahl der behandelten Patienten	Komb. mit Prednisolon	Remissions-häufigkeit			Remissionsdauer in Monaten	
			VR	TR	V	VR	TR
ALL	9		3	6			
AUL	3	12	3			3 bis +7	2 bis 7
	12		6	6	0		
AML	10	0	2	0	8		
APromL	3	1	1	1	1		
AMoL	2	0		1	1		
	15	0	3	2	10	+38, +28,6	5,2
Gesamt	27	13	9	8	10	3 bis +38	2 bis 7

Eine Zusammenstellung der Therapieergebnisse unter Behandlung mit Adriamycin bei sämtlichen behandelten Patienten gibt die Tabelle 4. Von insgesamt 27 behandelten Patienten wurden 17 Remissionen – davon 9 Voll- und 8 Teilremissionen – erreicht, wohingegen bei 10 Patienten die Behandlung erfolglos war. Es besteht kein Zweifel, dass – wie auch u.a. Behandlungsmassnahmen mit cytocid wirksamen Medikamenten – die Prognose bei der akuten Lymphoblasten- und akuten undifferenzierten Leukämie im Vergleich zu den übrigen Leukämieformen erheblich günstiger ist. Dieses ist aber nicht nur der Adriamycin-Wirkung zuzuschreiben, sondern in erster Linie auf die Empfindlichkeit der leukämischen Blasten bei den lymphoidzelligen und undifferenzierten Formen auf Corticosteroide zurückzuführen. Deshalb ist letzten Endes auch nur bei diesen Leukämiearten eine Kombination mit Prednisolon in therapeutisch wirksamer Dosis gerechtfertigt.

Nebenwirkungen

Wie bereits erwähnt, waren die ersten 3 Adriamycin-Injektionen in einer Dosis von jeweils 0,65 mg/kg bei allen Patienten gefolgt von lang anhaltenden Leukopenien, häufig mit Markaplasien. Deshalb konnte bei keinem Patienten das Therapieschema, das eine Wiederholung der Adriamycinbehandlung in wöchentlichen Abständen vorsieht, eingehalten werden. Auch eine Alopecie trat bei allen Patienten auf. An weiteren Komplikationen sind zu nennen (Tab. 5): Eine Candidasepsis bei zwei Patienten, mit tödlichem Verlauf bei einem Patienten; nekrotisierende Stomatitiden bzw. Gastroenteritiden bei 7 Patienten; eine Miliar-Tbc bei einem Patienten, bei dem allerdings zuvor Prednisolon gegeben worden war; eine Verbrauchscoagulopathie und eine tödlich verlaufende Hirnblutung bei je einem Patienten und zweimal cardiotoxische Nebenwirkungen. Ob letztere unmittelbare Folge der Adriamycin-Behandlung waren, ist jedoch nicht gesichert. Bei einem unserer Patienten mit leukämisch verlaufender Reticulosarcomatose wurde eine absolute Arrhythmie als Adriamycin-Folge angesehen und dieses deswegen abgesetzt. Bei der Obduktion wurden jedoch zahlreiche leukämische Myocardinfiltrate als Ursache der Rhythmusstörungen festgestellt.

Tab. 5. Nebenwirkungen bei 28 Patienten mit akuten Leukämien unter Adriablastin-Behandlung

Art	Häufigkeit
Schwere Leukopenie	28
Alopezie	28
Hirnblutung	1
Verbrauchskoagulopathie	1
Sepsis	2
Gastroenteritis / Stomatitis	7
Miliar-Tbc	1
akutes Nierenversagen	1
Cardiotoxizität	(?)

Zusammenfassung

Unsere Beobachtungen sprechen dafür, dass Adriamycin eine wertvolle Bereicherung der cytostatischen Leukämiebehandlung darstellt. Wegen seiner geringeren Toxicität ist es dem Daunomycin überlegen. Eine Beurteilung der Empfindlichkeit der leukämischen Zellen gegenüber Adria-

mycin ist durch Untersuchungen der DNS- und RNS-Synthese in den leukämischen Blasten innerhalb von 48 Stunden nach Therapieeinleitung möglich. Eine derartige Empfindlichkeitsbeurteilung beinhaltet jedoch
nicht die Vorhersage einer Remission. Vielmehr ist es häufig wegen
schwerer lang anhaltender Leukopenien und Markaplasien, Schädigungen
der Epithelien des Gastrointestinaltraktes und schwerer Infektionen
nicht möglich, die Behandlung innerhalb der vorgesehenen Zeitintervalle
wirksam fortzusetzen.

Wir empfehlen deshalb zur Remissions-Induktion folgende Abwandlung des
bisherigen Therapieschemas:

1. Phase: An 3 aufeinanderfolgenden Tagen Injektion von Adriamycin in
   einer Dosis von 0,5 mg/kg Körpergewicht;
2. Phase: Die weitere Behandlung erfolgt in Abhängigkeit vom klinischen
   Allgemeinzustand und vom hämatologischen Status. Mit einer Wiederholung der Adriamycin-Behandlung wird solange gewartet, bis die
   Leukocyten im Blut keine weiter abfallende Tendenz zeigen. Bei
   Leukocytenwerten unter $2000/mm^3$ ist der Knochenmarkbefund aus-
   schlaggebend. Wenn unter solchen Voraussetzungen die nächste Adriamycin-Behandlung erst nach 2 Wochen möglich ist, so wird das Medikament nur an 2 aufeinanderfolgenden Tagen und nach einem Intervall
   von 3 Wochen oder mehr überhaupt nur eine 1malige Injektion verabreicht.

Nach diesem Therapieschema sollte die Behandlung dann in wöchentlichen
Abständen fortgewührt werden. Die Phase der Induktionsbehandlung sollte
in der Regel nicht länger als 6 Wochen dauern.

Verbesserte Dosierungs- und Applikationsrichtlinien erscheinen uns deshalb besonders wichtig, da wir bei einigen Patienten mit akuten Myeloblastenleukämien im Erwachsenenalter besonders lang anhaltende Remissionen beobachten konnten.

Literatur kann bei den Verfassern angefordert werden.

Adriamycin Alone and in Combination in the Treatment of Childhood Neoplastic Diseases*

C. Tan, A. Gilladoga, F. Ghavimi, G. Rosen, M. Haghbin, N. Wollner, L. Helson, and M. L. Murphy

Department of Pediatrics, Memorial Sloan-Kettering Cancer Center, New York, NY 10021, USA

Clinical studies of adriamycin were begun at Memorial Sloan-Kettering Cancer Center, New York, in May 1969. On the basis of preclinical data and our previous experience with daunomycin,[1] which guided doses for early trials, gradually the therapeutic dose of adriamycin was established.[2,3]

Table 1. Intravenous dose schedules of adriamycin in 120 children

Dose (mg/M)		Days/Course
Single	Total	(schedule)
15	60–90	4–6 (C)
30	60–90	2–3 (C)
15	60–270	8–74 (I)
30	30–120	5–10 (I)
7.5–15	30–60	1 (q6h x 4)
60	60	1

C = Consecutive   I = Intermittent

Table I shows the various intravenous dose schedules used. In our experience, single doses given on consecutive days produced more predictable toxic effects, as well as therapeutic results. Therefore, our usual dose of adriamycin was 15 – 30 mg/m^2 to a total of 60 – 90 mg/m^2/course given in 3 – 5 consecutive days. Toxic effects of adriamycin consisted of hematologic depression, alopecia, oral ulcers, nausea and vomiting. As compared with daunomycin, earlier oral ulcers served as a guide to tolerance, but without diarrhea. Extravasation of adriamycin could cause severe chemical cellulitis, often resulting in secondary infection, and followed by fibrosis of the subcutaneous tissue.

The cardiac effects of adriamycin are shown in Table II. A retrospective review of the electrocardiograms, taken at various times in between courses; in 25 children who received a total cumulative dose of

* Supported by grants CA–08748 and CA–08526 of the National Cancer Institute

Table 2. Adriamycin cardiac effects in children

	Adriamycin Total mg/M^2	No. of Patients	ECG Changes	CHF
Retrospective	360–1650	25	6	1
Prospective	75–370	23	7	0
	500–1695	20	4	4

adriamycin 360 – 1650 mg/m^2 over a period of 2 – 20 months, showed that six patients (25 %) had electrocardiographic changes, such as prolonged ST segments, flattening of T-waves, and in some, a decreased QRS voltage.[7] One of these had progressive electrocardiographic abnormalities, and later developed congestive heart failure. She died two months later. This led to a prospective study of 43 patients who had electrocardiograms before, during, immediately, and one week after each course of adriamycin.[4] Seven of the 23 patients who received a total dose of 75 – 370 mg/m^2 had transient electrocardiographic changes without demonstrable extracellular electrolyte disturbance. None had heart failure. Of the 20 who had more than 500 mg/m^2, four had late and persistent ST-T abnormalities and congestive heart failure.

Recently we[5] summarized our experience in 40 children who had a total dose of adriamycin 495 – 1695 mg/m^2 in 8 – 31 months. Seven had pulmonary and/or mediastinal irradiation 900 to 3500 rads, and a total dose of adriamycin 495 – 720 mg/m^2. Four of these developed congestive heart failure, an incidence of 57 %. Of the remaining 33 who had no incidental irradiation to the heart, four developed congestive heart failure, an incidence of 12 %. Eleven patients of this later group had a total adriamycin dose more than 800 mg/m^2. Thus, the overall incidence of congestive heart failure was 8/40 or 20 %. Therefore, the total cumulative dose of adriamycin should be limited to 500 mg/m^2 in those who have had mediastinal and/or pulmonary irradiation. Higer doses may be given only with careful cardiac evaluation.

This report includes our experience in 369 children with acute leukemia and solid tumors treated with adriamycin alone and in combination with other drugs.

Acute Leukemia

In acute leukemics, previously treated, who became resistant to other drugs, adriamycin alone produced an overall remission rate of 43 %. In most patients, however, the duration of remission was short.[6,7]

Since then, adriamycin was included in several protocols for the treatment of acute leukemia. In November 1969, an intensive chemotherapy protocol, 22 (Fig.1) was designed for acute lymphoblastic leukemia in adults and children.[8,9,10,14] Daunomycin (used in 70 children previously untreated) or adriamycin (used in 10 children previously treated) was used with prednisone or vincristine for induction, and together with other multiple drugs as maintenance. Arabinosylcytosine, thioguanine, and L-asparaginase were used as consolidation. Intrathecal methotrexate was used throughout the course to prevent meningeal leukemia. In May 1973, this protocol was modified as L10, using adriamycin in the induction and maintenance phases. For consolidation, methotrexate was used, alternating with arabinosylcytosine and thioguanine. Intrathecal methotrexate and arabinosylcytosine were used for prevention of meningeal leukemia. For previously untreated non-lymphoblastic leukemics, adriamycin was used as consolidation after initial induction with arabinosylcytosine and thioguanine.[11] (L6).

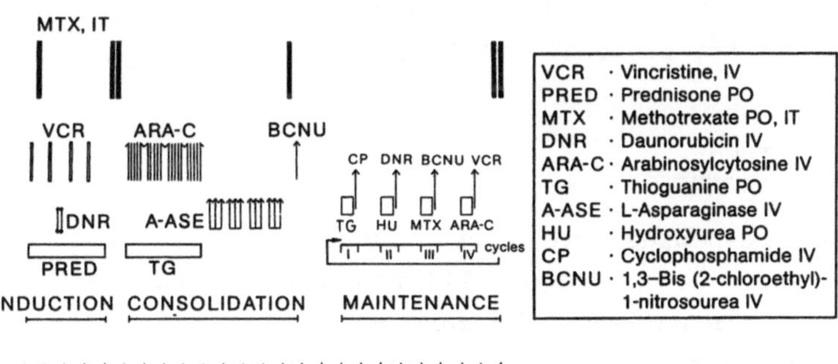

Fig. 1. Daunomycin (or adriamycin) in intensive chemotherapy (L2) protocol for acute lymphoblastic leukemia

The effects of adriamycin in childhood acute leukemia are summarized in Table III. Adriamycin alone was first studied in the previously treated leukemia patients; and the complete and partial remission rate was 43 %, but the duration was usually short. The median duration of remission for acute lymphoblastic leukemia was 1 1/2 months and

Table 3. Adriamycin alone and in combination in childhood acute leukemia

	Total number		Remissions (mos.)	
	Treated	Adequate	Complete	Partial
Adriamycin Alone Lymphoblastic	53	50	5 (2–5)	16 (½ – 2½)
Non-lymphoblastic	9	6	2 (¾, 1)	1 (¾)
Adriamycin Combination				
Lymphoblastic $- L_2$	10	10	6 (6 – 53+)	4 (¼ – 14¼)
$- L_{10}$	18	18	16 (½+ – 9+)	
Non-lymphoblastic – L_6	11	11	9 (1¾ – 33+)	2 (¾, 1¾)

m_2 i. v. alle 2 Wochen

for non–lymphoblastic leukemia, less than one month. In the combination protocols, only the 10 children who had adriamycin as part of the induction in L2, are included in the table. For the 70 children previously untreated, and who had daunomycin in the induction phase of L2, the remission rate was 98 %. For L10, so far all children enrolled had remissions. For L6, three of the children with non–lymphoblastic leukemia failed to achieve remission on arabinosylcytosine and thioguanine, but had remission after adriamycin. With the multiple drugs for consolidation and maintenance, the remissions have been prolonged. Of the children with acute lymphoblastic leukemia on L2, 18 had relapsed; 52 remaining in remission for 12+ to 53+ months.[10] Of the 11 children with non–lymphoblastic leukemia, 6 are continuing in remission for 8+ to 36+ months.[11]

Solid Tumors

Tumor responses were classified according to the Karnofsky Categories of Response.[12] Category III was added to indicate prophylactic chemotherapy in patients who have no evidence of disease or all known disease surgically removed or irradiated.

Table 4. Adriamycin alone in childhood solid tumors

	Total number		Categories of Response (mos.)		
	Treated	Adequate	I – A, B, C	II	III
Hodgkin's disease	11	9	4 (1½ – 3)		
Non-Hodgkin's disease	5	4	1 (6¾)		
Embryonal rhabdomyosarcoma	14	12	4 (3 – 8)	1 (9)	
Neuroblastoma	12	10	1 (2)		
Ewing's sarcoma	8	8	3 (1, 3½, 26½)		1 (7¾)
Wilms' tumor	6	6	3 (2, 3½, 10)	1 (2)	
Ovarian teratoma	4	3	3 (4½, 5, 14)		
Osteogenic sarcoma	4	2	0	1 (3)	
Hepatoma	3	3	0		
Embryonal carcinoma	2	2	1 (37+)		
Malignant teratoma (sacral)	1	1	1 (1)		
Miscellaneous	3	3	0		
Total	73	64	21	3	1

Table IV shows the effect of adriamycin alone in 73 children with solid tumors.[6,7] Sixty-seven had surgery and/or irradiation for primary disease; and 47 had previous chemotherapy. In the adequately treated patients, there was an overall complete remission rate of 36 %, including lymphoma, embryonal rhabdomyosarcoma, Ewing's sarcoma, Wilm's tumor, and the less-commonly seen childhood cancers. The median duration of remission was 3 1/2 months. Only one child with embryonal carcinoma of the transverse mesocolon, metastatic to the left cervical nodes, diagnosed in October 1970, who was treated with adriamycin alone, a total of 1085 mg/m^2 in 16 courses over a period of two years, had complete tumor regression, continuing for 37+ months. He has no evidence of disease 3 1/2 years after diagnosis, and 1 1/2 years since adriamycin was discontinued. He had no electrocardiographic changes.

These data show that adriamycin is a useful antitumor drug, and effective in a wide spectrum of malignant neoplasms. The reported evidence that drugs in multiple combinations have advanced the treatment of human malignancies;[13] and the concepts of cell kinetics in acute leukemia[14] led to the use of protocols with several antitumor drugs of different mechanisms of action in the treatment of solid tumors.

The multidisciplinary protocol, T2, used at Memorial Center for all childhood tumors, is shown in Fig. 2. Patients have either complete surgical removal of the primary tumor, and/or irradiation for residu-

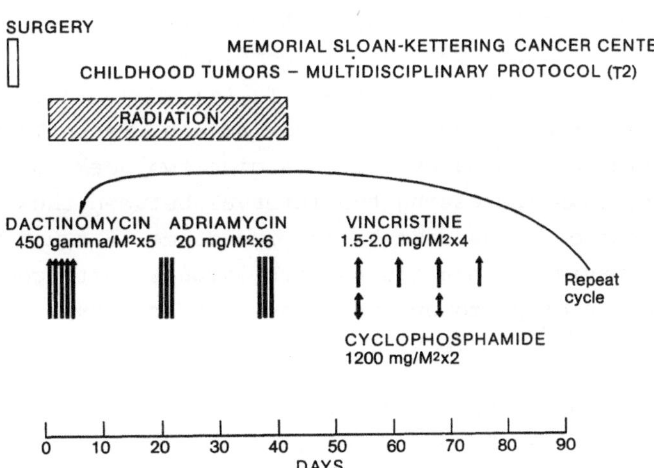

Fig. 2. Multidisciplinary protocol (T2) for the treatment of childhood solid tumors

al disease. Simultaneously chemotherapy is started, including dactinomycin, two courses of adriamycin, and later vincristine and cyclophosphamide, with a rest period of two weeks in between each phase of chemotherapy. This cycle is completed over 90 days, and it is repeated 6 - 8 times in a period of two years.

Table V shows the results of various types of tumors in children treated according to the T2 protocol.[15,16,17,18,19] The overall response rate of Categories I and III is 80 %. This improved result is especially encouraging in the sensitive tumors, such as embryonal rhabdomyosarcoma,[16] and Ewing's sarcoma,[18] and have actually increased the disease-free survival, as compared with those treated with other regimens of single drugs.

Table 5. Result of multidisciplinary protocol (T2) in childhood solid tumors

	Total number		Response Categories (mos.)		
	Treated	Adequate	I – A, B, C	II	III
Embryonal rhabdomyosarcoma	38	33	12 (2−37+)	1 (3)	16 (10−38+)
Ewing's sarcoma	18	16	7 (3¾−27+)		9 (8+−45+)
Neuroblastoma	14	11	4 (3−6¾)	2 (4, 12)	1 (10)
Ovarian tumor	10	10	7 (6+−29)	1 (5)	2 (4+)
Wilms' tumor	3	3	2 (3−6¾)		1 (5)
Malignant teratoma (sacral)	3	2			1 (33+)
Miscellaneous tumors	17	16	5 (3−19+)	2 (4, 6)	5 (2−22+)
Total	103	91	37	6	35

For the resistant tumors, such as osteogenic sarcoma or synovial sarcoma, adriamycin was used in combination with high dose methotrexate and citrovorum factor rescue, T3 (Fig. 3). In order to limit the toxic effects of methotrexate and adriamycin, recently this protocol was modified by adding cyclophosphamide two weeks before and after adriamycin, thus increasing the interval between these two drugs. This drug combination produced a higher incidence of tumor responses and symptom-free survivals in patients with advanced osteogenic sarcoma, following resection of pulmonary metastases, than with single drugs used previously [20,21] (Table VI).

Adriamycin in small doses (7.5 mg/m^2) in combination with 5-azacytidine, both given twice a day, produced tumor regressions in three of the four patients with metastatic hepatoma. The durations of remission were 3/4, 5 1/2, and 10+ months respectively. No tumor regression was seen in the three children with hepatoma treated with adriamycin alone.

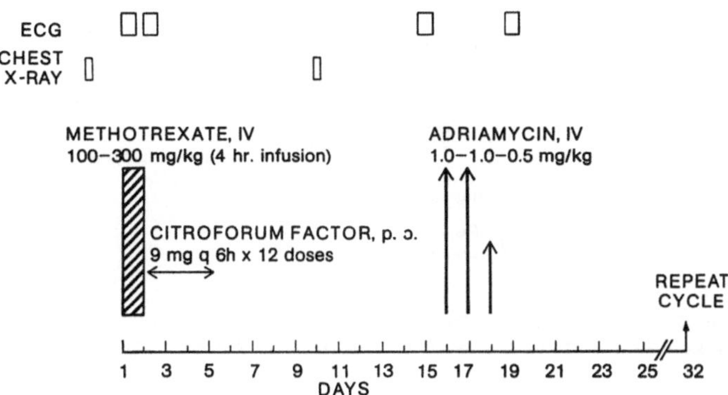

Fig. 3. High dose methotrexate with citrovorum factor rescue and adriamycin (T3) in resistant childhood solid tumors

Table 6.   Result of adriamycin combination in resistant childhood solid tumors (T3)

	Total number		Response Categories (mos.)		
	Treated	Adequate	I – A, B, C	II	III
Osteogenic sarcoma	35	32	10 (1–11+)	8 (4–15+)	4 (4–14+)
Synovial sarcoma	2	2	2 (11+, 17)		
Lymphoepithelial ca.	1	1	1 (5)		
Leukosarcoma	1	1	0		
Total	39	36	13	8	4

A multiple drug protocol used for stage IV and recurrent disseminated Hodgkin's disease is shown in Fig. 4. A course of adriamycin was used to induce remission, followed by consolidation with combined prednisone, procarbazine, and vincristine; then by cyclophosphamide. This cycle was repeated every three months for a period of 1 – 2 years as maintenance.

Since 1970,[22,23,24,25] 22 children received this multiple drug regimen (Table VII). One had inadequate treatment. The remaining achieved remissions; 17 were complete, with a median duration of 13+ months. Fifteen of these are living with no evidence of disease; five for more than one year, and the other five patients from 2 – 4 years. Four patients achieved partial remissions lasting for 1 – 8 months. All have died.

CHEMOTHERAPY PROTOCOL FOR ADVANCED HODGKIN'S DISEASE IN CHILDREN

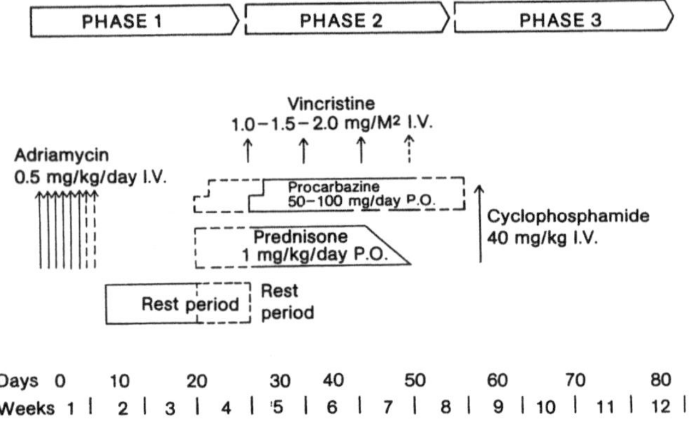

Fig. 4. Adriamycin in multiple drug protocol for
advanced Hodgkin's disease

Table 7. Tumor response in advanced Hodgkin's disease
in children treated with adriamycin in multiple drug protocol

No. of patients: 22
Inadequate: 1

No. of remissions	Duration in months		
	Range	Median	NED
Complete 17	2¾ – 47+	13+	15
Partial 4	1 – 8	2	0

Case Report

B.S., at 4 years of age, had right neck nodes. In November 1968 a
left neck node biopsy showed "malignant lymphoma". Subsequently he
had right and then left neck dissections elsewhere, followed by irradiation to the mediastinal and supraclavicular nodes. Disease developed in the right axilla in March 1970, and biopsy showed Hodgkin's
disease, mixed cellularity type. In May 1970, when first seen at Memorial Center, he was found to have fever, bone pain, anemia, and
enlarged cervical, axillary, inguinal and mediastinal nodes. Lower
extremity lymphangiography showed markedly enlarged para-aortic nodes.
He had massive splenohepatomegaly, lung infiltrates, bone lesions,
as well as marked eosinophilia. The multiple drug protocol was then
started, producing complete regression of all lesions. Tumor regression began initially after the first course of adriamycin. In January
1973, laparotomy with splenectomy and biopsy of the nodes and liver

showed no evidence of Hodgkin's disease. He has been off chemotherapy
for 1 1/2 years; and is in continuous remission for four years.

The improved survival of Hodgkin's disease patients after starting
multiple drug treatment, in comparison with those treated with a
single drug is shown in Fig. 5.

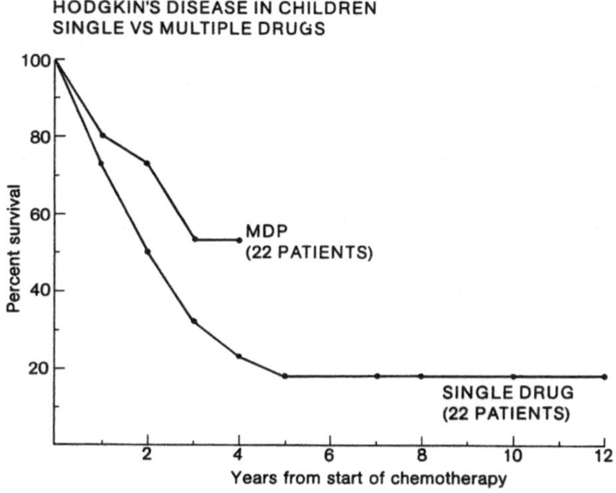

Fig. 5. Stage IV Hodgkin's disease – percent survival in years from start of multiple drugs, compared with a single drug

Discussion and Summary

Adriamycin alone is a useful drug in a wide spectrum of malignant neo-
plasma. An occasional patient had prolonged remission, but in most,
the duration of remission was short. Better results, without increased toxicity, are obtained when it is used in combination with other
drugs. In most of the multiple drug combination protocols, it is difficult to determine the specific role and degree of adriamycin effectiveness. In the Hodgkin's disease protocol, however, adriamycin alone
was used initially, and it produced evidence of tumor regression within 2 – 3 weeks in all the patients treated prior to their subsequent
chemotherapy. The improved results are not only due to the addition
of adriamycin, but to other factors as well, such as the multidisciplinary approach. With the combined efforts of surgeons, radiothera-

pists, and pediatricians, patients received effective anticancer drugs
when there was minimal disease.

Therapeutic doses of adriamycin invariably caused hematologic depression lasting 1 - 2 weeks. Cardiac effects of adriamycin in most instances are cumulative. The incidence of cardiomyopathy is 20 % in
our series. Careful cardiac evaluation of patients, with frequent
electrocardiograms, particularly prior to each course and their ex-
perienced interpretation should determine each subsequent course of
adriamycin. Early diagnosis of congestive heart failure and aggressive prolonged medical treatment are essential for successful control
of cardiomyopathy.

Our clinical impression is that the adriamycin toxic effects are more
predictable than those of daunomycin; and because of its effectiveness
in a wide spectrum of solid tumors, adriamycin is now widely used in
the treatment of malignant neoplasms. With the improvement of survival
in patients with malignant neoplasms, further studies are necessary to
avoid toxicity, and to search for optimal doses, schedules and combinations of this most recent and useful anticancer drug.

R e f e r e n c e s

1. TAN, C., TASAKA, C., YU, K., MURPHY, M.L., and KARNOFSKY, D.A.:
   Daunomycin, an antitumor antibiotic in the treatment of neo-
   plastic diseases.
   Cancer 20 : 333-352, 1967.

2. TAN, C., WOLLNER, N., KING, O., and ILANO, D.:
   Adriamycin, a new antibiotic in the treatment of childhood leuk-
   emia and other malignant neoplasms.
   Proc.Am.Assoc. for Cancer Res. 11 : 79, 1970 (abstract).

3. WOLLNER, N., TAN, C., GHAVIMI, F., ROSEN, G., TEFFT, M., and
   MURPHY, M.L.:
   Adriamycin in childhood leukemia and solid tumors.
   Proc.Am.Assoc. for Cancer Res. 12 : 75, 1971 (abstract).

4. GILLADOGA, A., TAN, C., WOLLNER, N., MURPHY, M.L., and STERNBERG,S.:
   Adriamycin cardiomyopathy: diagnosis and management.
   Proc.Am.Assoc. for Cancer Res. 14 : 95, 1973 (abstract).

5. GILLADOGA, A., TAN, C., PHILIPS, F., STERNBERG, S., TANG, C.,
   WOLLNER, N., and MURPHY, M.L.:
   Cardiac status of 40 children receiving adriamycin (Adr) over
   495 mg/m² and animal studies.
   Proc.Am.Assoc. for Cancer Res. 15 : 107, 1974 (abstract).

6. TAN, C., ETCUBANAS, E., WOLLNER, N., ROSEN, G., MURPHY, M.L.,
and KRAKOFF, I.H.:
Adriamycin in children with acute leukemia and other neoplastic
disease. Int. Symposium on Adriamycin, 1972.

7. TAN, C., ETCUBABAS, E., WOLLNER, N., ROSEN, G., GILLADOGA, A.,
SHOWEL, J., MURPHY, M.L., and KRAKOFF, I.H.:
Adriamycin - an antitumor antibiotic in the treatment of neo-
plastic diseases.
Cancer 32 : 9-17, 1973.

8. HAGHBIN, M., TAN, C., GEE, T., DOWLING, M., CLARKSON, B.,
SIDHU, J., SYKES, M., BURCHENAL, H., and MURPHY, M.L.:
Sequential intensive drug therapy in acute lymphoblastic leukemia
(A.L.L.) and leukosarcoma (L.S.A.).
Proc.Am.Assoc. for Cancer Res. 12 : 31, 1971 (abstract).

9. HAGHBIN, M., TAN, C., and MURPHY, M.L.:
Results of combination chemotherapy including "prophylactic"
intrathecal methotrexate in children with acute lymphoblastic
leukemia. Presented at the American Pediatric Society Meeting,
1973 (abstract).

10. HAGHBIN, M., TAN, C., CLARKSON, B., MIKE, V., BURCHENAL, J.,
and MURPHY, M.L.:
Intensive chemotherapy in children with acute lymphoblastic
leukemia (L2 protocol) IN PRESS, 1974.

11. HAGHBIN, M.:
Acute non-lymphoblastic leukemia, clinical and morphological
characterization. IN PRESS, 1974.

12. KARNOFSKY, D.A.:
Classification of therapeutic responses to anticancer drugs.
Clin.Pharmacol.Ther. 2 : 709-712, 1961.

13. HENDERSON, E.S., and SAMAHA, R.J.:
Evidence that drugs in multiple combinations have materially
advanced the treatment of human malignancies.
Cancer Res. 29 : 2272-2280, 1969.

14. CLARKSON, B.D., and FRIED, J.:
Changing concepts of treatment of acute leukemia.
Med.Clinics of North America 55 : 561-600, 1971.

15. GHAVIMI, F., EXELBY, P., D'ANGIO, G., WHITMORE, W., LIEBERMAN,P.,
LEWIS, J., MIKE, V., and MURPHY, M.L.:
Combination therapy of urogenital embryonal rhabdomyosarcoma in
children.
Cancer 32 : 1178-1185, 1973.

16. GHAVIMI, F., EXELBY, P., D'ANGIO, G., CHAM, W., LIEBERMAN, P.,
TAN, C., MIKE, V., and MURPHY, M.L.:
Multidisciplinary treatment of embryonal rhabdomyosarcoma in
children. IN PRESS 1974.

17. ROSEN, G., WOLLNER, N., TAN, C., WU, S., HAJDU, S., CHAM, W.,
D'ANGIO, G., and MURPHY, M.L.:
Disease-free survival in children with Ewing's sarcoma treated
with radiation therapy and adjuvant four-drug sequential chemo-
therapy.
Cancer 33 : 384-393, 1974.

18. ROSEN, G., D'ANGIO, G., TAN, C., and MURPHY, M.L.:
The potential curability of Ewing's sarcoma in children.
Presented at the American Pediatric Society Meeting, 1974
(abstract).

19. WOLLNER, N., EXELBY, P., WOODRUFF, J., CHAM, W., GHAVIMI, F.,
CARLOS, E., WANG, S., and MURPHY, M.L.:
Malignant ovarian tumors in childhood: prognosis in relation
to initial therapy. IN PRESS, 1974.

20. ROSEN, G., SUWANSIRIKUL, S., KWON, C., TAN, C., WU, S., BEATTIE,
E., Jr., and MURPHY, M.L.:
High-dose methotrexate with citrovorum factor rescue and adria-
mycin in childhood osteogenic sarcoma.
Cancer 33 : 1151-1163, 1974.

21. ROSEN, G., TAN, C., MARTINEZ, A., CHAM, W., and MURPHY, M.L.:
Combination chemotherapy and radiation therapy for the
management of metastatic osteogenic sarcoma. Presented at the
James Ewing Society Meeting, 1974 (abstract).

22. TAN, C., ETCUBABAS, E., and MURPHY, M.L.:
Adriamycin combination chemotherapy in childhood Hodgkin's
disease. Presented at the annual meeting of the American
Society for Clinical Oncology, 1972 (abstract).

23. TAN, C., ETCUBANAS, E., and MURPHY, M.L.:
Multiple drugs in childhood Hodgkin's disease.
XIVth International Congress of Hematology, 1972 (abstract).

24. YOUNG, C.W., GELLER, W., LIEBERMAN, P.H., LACHER, M.J., LEWIS,
J.L., Jr., LEE, B.J. III, NISCE, L.Z., and TAN, C.:
On the nature and management of Hodgkin's disease.
Clinical Bulletin 2 : 84-93, 1972.

25. TAN, C., SUWANSIRIKUL, S., D'ANGIO, G., EXELBY, P., WATSON, R.,
ETCUBANAS, E., SIDHU, J., CHAM, W., NISCE, L., and MURPHY, M.L.:
The changing management of childhood Hodgkin's disease.
IN PRESS, 1974.

Adriamycin bei der Therapie der Erwachsenen-Leukämie

J. Rastetter

I. Medizinische Klinik, Hämatologische Abteilung, Klinikum rechts der Isar der Technischen Universität München, München, BRD

Inzwischen wurden 21 Kranke aus unserem Patientengut akuter Leukämien mit Adriamycin behandelt. Zusätzlich erhielten diese Patienten Corticosteroide, nur bei einer Patientin (L.M.) erfolgte eine Kombinationsbehandlung mit Vincristin, am ersten Tag des Behandlungscyclus 2 mg. Auf der folgenden Tabelle sind die Patienten nach Alter, Typ der Leukämie, Anzahl der Initialbehandlungen, Anzahl der Adriamycin–Stösse und dem Ergebnis der Behandlung aufgeführt. In der letzten Rubrik sehen Sie die Anzahl der Reinduktionsbehandlungen nach Erreichen einer Remission durch Adriamycin.

Tabelle 1   Adriblastinbehandlung

	Alter	Typ	Schub	Stöße	Ergebnis	Reinduktion
1) B.B.	45	prom.	1.	3	Vollr.	3
2) K.R.	44	myelobl.	1.	2	Vollr.	5
3) H.A.	39	Stammz.	1.	2	Vollr.	1
4) W.H.	34	Stammz.	1.	2	Vollr.	7
5) O.O.	15	myelobl.	1.	3	Versager	–
6) H.K.	37	myelobl.	1.	3	Teilr.	–
7) E.M.	66	myelobl.	1.	2	Versager	–
8) A.A.	55	myelobl.	1.	2	Versager	–
9) L.K.	32	myelobl.	1.	3	Vollr.	1
10) K.R.	16	myelobl.	1.	3	Vollr.	1
11) W.P.	35	myelobl.	1.	2	Vollr.	–
12) S.G.	63	myelobl.	1.	1	Versager	–
13) S.G.	40	myelobl.	3.	3	Vollr.	1
14) W.M.	62	monoc.	1.	2	Teilr.	–
15) S.M.	69	monoc.	1.	1	Versager	–
16) Z.K.	63	myelobl.	2	4	Vollr.	–
17) T.M.	63	monoc.	1.	2	Vollr.	3
18) L.M.	56	Erythrol.	1.	3	Versager	–
19) S.M.	80	prom.	1.	2	Teilr.	1
20) H.F.	45	myelobl.	CML ak.Schub	1	Versager	–
21) F.L.	73	myelobl.	CML ak.Schub	1	Vollr.	–

Bei allen Patienten wurde Adriamycin übereinstimmend in einer Dosierung von 0,5 mg/kg Körpergewicht an drei aufeinanderfolgenden Tagen verabreicht. Ein derartiger Stoss wurde nach 7 Tagen wiederholt, je nach dem Ergebnis ein dritter Stoss angeschlossen. Während des gesamten Behandlungszeitraums erhielten die Patienten Ultralan in einer Dosierung von 1,5 mg/kg Körpergewicht. Diese Dosis wurde im allgemeinen nach 14 Tagen langsam reduziert.

Das Krankengut setzte sich zusammen aus
   18 akuten Leukämien unterschiedlicher Typen,
    1 Erythroleukämie,
    2 akuten Myeloblastenschüben einer chronischen myeloischen Leukämie.

17 Patienten erhielten Adriamycin als Initialbehandlung, d.h. zu Beginn unmittelbar nach Diagnosestellung. 2 Patienten wurden im zweiten bzw. dritten Schub behandelt, 2 Patienten erhielten das Cytostaticum im Myeloblastenschub bei vorbehandelter chronischer myeloischer Leukämie.

Unter der Voraussetzung, dass nicht unterschieden wurde zwischen Voll- und Teilremission, kamen 14 Patienten in eine Remission. Die übrigen 7 Patienten verstarben während der Behandlung. Die Remissionsdauer der mit Erfolg behandelten Patienten lag zwischen 3 und 35 Monaten. Bei diesen Patienten wurde eine Reinduktionsbehandlung wie folgt durchgeführt: 4 Wochen nach Erreichen der Remission erhielten die Patienten erneut einen dreitägigen Adriamycin-Stoss in der oben beschriebenen Dosierung. Die zweite Reinduktionsbehandlung erfolgte 6 Wochen später in derselben Weise. Die Abstände zu den nächsten Reinduktionen erweiterten sich jeweils um 14 Tage insgesamt bis zu einem halbjährigen Intervall. Im Intervall erhielten die Patienten 6-Merkaptopurin in einer Dosierung von 150 mg/die bzw. Methotrexat wöchentlich 30 mg.

In der folgenden Abbildung ist der Verlauf eines besonders eindrucksvollen und erfolgreichen Adriamycin-Falles aufgeführt (W.H.).

Die hier dargelegten Ergebnisse wurden an Patienten erhalten, die in der hämatologischen Abteilung der I. Med. Klinik am Klinikum rechts der Isar sowie im Städt. Krankenhaus Harlaching (Dr.von ZAWADSKY) und im Städt. Krankenhaus München-Neuperlach (Dr.WERNEKKE) behandelt wurden. Zu beachten ist, dass diese in letzter Zeit gewonnenen Resultate vergleichbar sind mit denen, die wir zu Beginn der Adriamycin-Aera im Krankenhaus München-Schwabing erzielen konnten, wie das 1971 von BEGEMANN und WERNEKKE auf dem Adriamycin-Symposion in Mailand berichtet wurde. Wenn man die therapeutischen Ergebnisse mit Adriamycin vergleicht mit Kombinationsbehandlungen bei akuten Leukämien,

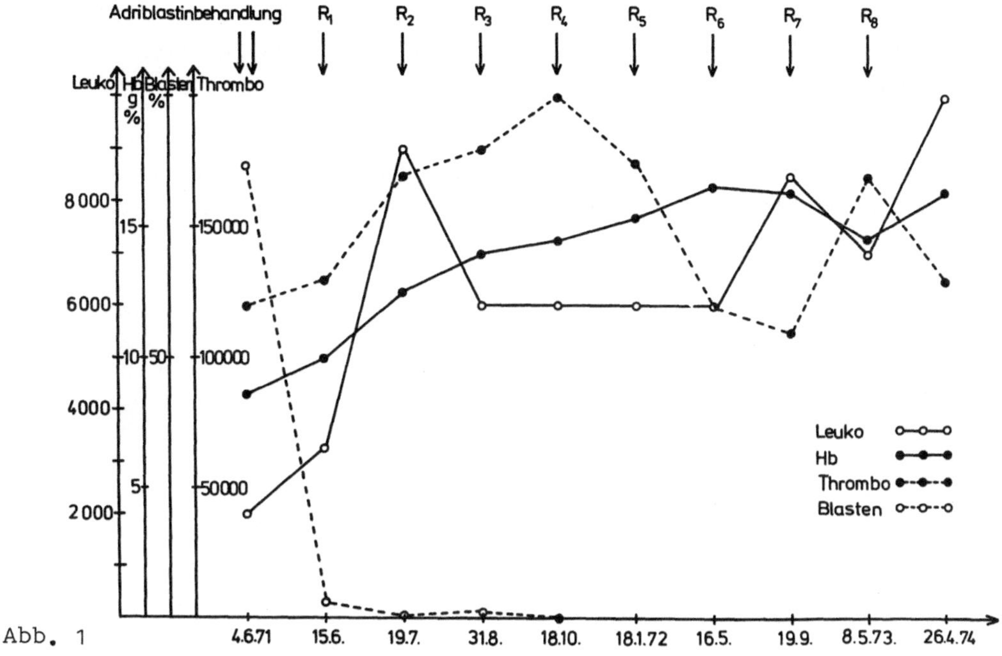

Abb. 1

so muss man den Eindruck gewinnen, dass das Ergebnis einer Monotherapie mit diesem Medikament besonders bei der Initialbehandlung nicht
hinter Kombinationsbehandlungen zurücksteht. Erwähnenswert erscheint
allerdings, dass das Alter der Patienten und der Allgemeinzustand vor
Beginn der Behandlung häufig ein limitierender Faktor ist, da man sich
stets der besonders schweren Nebenwirkungen des Adriamycin bewusst
sein muss.

Zusammenfassung

21 erwachsene Patienten wurden mit Adriamycin behandelt. Bei diesen
wurde z.T. eine Kombination mit Corticosteroiden durchgeführt. Kom-
binationen mit anderen Cytostatica erfolgten nicht.

Das Krankengut setzt sich zusammen:

      18 akute Leukämien

      1 akute Erythroleukämie

      2 akute Blastenschübe bei chronisch
        myeloischen Leukämien.

Die Mehrzahl der Patienten (17) erhielten Adriamycin als Initialbehandlung, die übrigen waren mit anderen cytostatisch wirksamen Sub-

stanzen vorbehandelt. 14 Patienten kamen in die Voll- bzw. Teilremission (12/2). 7 Patienten sprachen auf die Therapie nicht bzw.
nur ungenügend an.

Bei 2 Patienten mit akuter Leukämie, die nach der Initialbehandlung
in die Vollremission kamen, wurden mehrere Reinduktionstherapien mit
Adriamycin durchgeführt. Sie sind 21 bzw. 35 Monate nach Diagnosestellung in der Vollremission.

Zur Adriamycin-Behandlung akuter Erwachsenenleukämien

R. Paulisch, D. Schneider, J. Anagnou, K.-M. Koeppen und H. Gerhartz

Hämatologisch-onkologische Abteilung, Klinikum Westend der Freien Universität Berlin, Berlin, BRD

Nach Einführung des Daunorubidomycins in die Induktions- und Reinduktionsbehandlung der akuten Leukämien beim Erwachsenen konnten Lebenserwartung und Lebensqualität dieser Patientengruppe erheblich verbessert werden, da Zahl, Qualität und Dauer der Remissionen deutlich anstiegen. Von dem neu eingeführten Adriamycin wurde bei gleichwertigem therapeutischen Effekt insbesondere eine Minderung der Toxicität erwartet.

I. Klinische Ergebnisse

Unsere klinischen Erfahrungen mit Adriamycin beziehen sich auf insgesamt 44 Therapiekuren bei 32 akuten Erwachsenen-Leukämien sowie 6 Patienten mit Myeloblastenkrisen bei chronisch myeloischer Leukämie. Das Patientenkollektiv bestand aus 21 Frauen und 17 Männern mit einem durchschnittlichen Alter von 50 bzw. 46 Jahren. Bei den akuten Leukämien handelt es sich mit 19 Fällen überwiegend um Myeloblastenformen (AML); weiterhin um 7 Promyelocyten-(APL), 5 Monocyten-(AMOL) sowie 2 Lymphoblastenleukämien (ALL).

32 Patienten erhielten Adriamycin als Induktionstherapie; 12 mal setzten wir es bei einer Rezidivbehandlung ein (Tab. 1): Die Wochendosis, die im Durchschnitt 44 mg/m^2 Körperoberfläche betrug, wurde meist auf 2 Einzelinjektionen verteilt und dabei mit 0,03 mg/kg Kör-

Tabelle 1

ADRIAMYCIN bei akuten Leukämien

– Mittelwerte aus 44 Kuren bei 38 Pat. –

Einzeldosis	0,3		13	
Wochendosis	1,0	mg/kg	44	mg/m^2
Kurdosis	2,9		122	
Kurdauer	20 (3 — 50) Tage			
Gesamtdosis/Kur	195 (60 — 400) mg			

pergewicht Vincristin kombiniert. Zusätzlich gaben wir täglich Prednisolon in einer Dosierung von 1,5 mg/kg Körpergewicht (oral). Die
mittleren Kurdosen lagen für die Myeloblastenkrisen bei chronisch
myeloischer Leukämie mit 140 mg bei einer mittleren Therapiedauer von
12 Tagen erheblich niedriger als bei den akuten Leukämien mit 210 mg
bei 24-tägiger Therapie. Entsprechend differierten die mittleren Ge-
samtdosen in mg/kg Körpergewicht zwischen 2,2 und 3,2 (M = 2,9 mg/kg
Körpergewicht pro Kur). Bei älteren Patienten konnte häufig aufgrund
wesentlich stärkerer Nebenwirkungen nur eine relativ niedrige Kurdo-
sis verabfolgt werden. Dies ist u.a. eine der Ursachen für die grossen Schwankungsbreiten hinsichtlich Kurdauer und Gesamtdosis.

Bei 38 Patienten mit 44 Behandlungskuren erreichten wir 7 Voll- (16%)
und 9 Teilremissionen (20%); dies entspricht einer Remissionsrate von
36 % (bezogen auf die Therapiekuren)(Tab.2). Bei Betrachtung der einzelnen Leukämieformen findet man bei den Myeloblastenleukämien mit 2
Voll- (9%) und 7 Teilremissionen (32%) insgesamt 41 % Remissionen
(22 Therapiekuren bei 19 Patienten). Bei den Promyelocytenleukämien
kam es zu einer Voll- und einer Teilremission (je 14%), entsprechend
28 % Remissionen. In der Gruppe der Monocytenleukämien gab es lediglich eine Vollremission (20%), während beide Lymphoblastenleukämien
in die Vollremission kamen. Bei den Myeloblastenkrisen der chronisch
myeloischen Leukämien sind je eine Voll- und eine Teilremission (13%),
d.h. insgesamt 26 % Remissionen zu verzeichnen. Die Gruppe der Ver-
sager schliesst sämtliche Todesfälle ab Therapiebeginn ein; 14 unserer 38 behandelten Patienten verstarben innerhalb von 4 Wochen.

Tabelle 2

ADRIAMYCIN + VCR + P	n: Kuren	VR	TR	V
ALL	2	2	-	-
AML	22	2	7	13
AMoL	5	1	-	4
APL	7	1	1	5
CMLM	8	1	1	6
gesamt	44	7	9	28
%		16	20	64
		36		

18.5.74

Betrachtet man die Behandlungsergebnisse mit Adriamycin isoliert für
die Erstbehandlungen sämtlicher Leukämieformen (Tab.3), so ergibt
sich eine etwas höhere Remissionsquote von 41 %, während bei Rezidiv-

behandlungen die Ergebnisse mit 25 % sowohl zahlen- als auch quali-
tätsmässig ungünstiger ausfallen. Die Lymphoblastenleukämien sprachen
besonders günstig auf die Behandlung mit Adriamycin an, während die
übrigen Leukämieformen keine wesentlichen Unterschiede zeigten.

Tabelle 3

ADRIAMYCIN +VCR+P 18.5.74	Anzahl d. Kuren	V R	T R	V
- Erstbehandlung:				
A L L	2	2	—	—
A ML	16	2	5	9
A Mo L	4	1	—	3
A P L	4	1	1	2
C M L M	6	1	—	5
gesamt:	32	7	6	19
°.		22	19	59
			41	
- Zweitbehandlungen:	12	—	3	9

Die mittlere Überlebenszeit der Patienten mit Lymphoblastenleukämien
betrug unter Adriamycin–Therapie 7,5 Monate seit Diagnosestellung,
die der Promyelocytenleukämien 5,9 Monate, die der Monocytenleukämien
4,9 Monate und die der Myeloblastenleukämien 4,8 Monate. Mit 2 Monaten
zeigten die Myeloblastenkrisen bei chronisch myeloischer Leukämie die
niedrigsten mittleren Überlebenszeiten. Abb. 1 zeigt einerseits die
Absterberate akuter Leukämien, andererseits die der Myeloblastenkrisen
bei chronisch myeloischen Leukämien unter der Kombinationstherapie
mit Adriamycin. Da 5 Patienten, darunter die beiden Lymphoblasten-

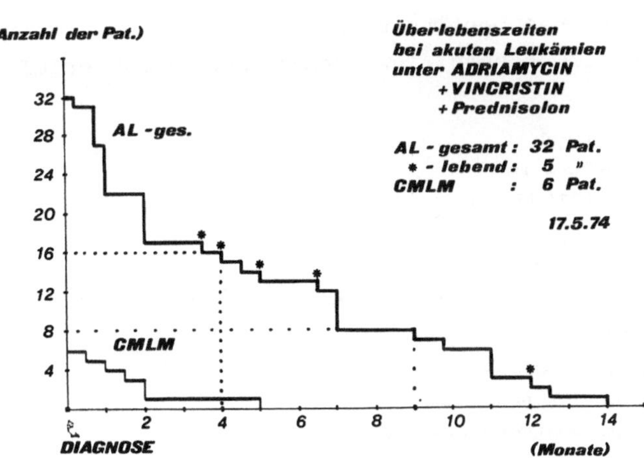

Abb. 1

leukämien, noch leben, stellt die Absterbekurve nur Minimalwerte dar.
Angaben zur Remissionsdauer nach Adriamycin sind nicht möglich, da
grundsätzlich die Induktionstherapie durch eine remissionserhaltende
Therapie ergänzt wurde.

II. Nebenwirkungen

In früheren Veröffentlichungen konnten wir zeigen, dass der Hemmef-
fekt des Adriamycin auf das Knochenmark relativ schonend ist. Die
Blutleukocyten sinken kontinuierlich ab und erreichen ihr Tief im
Schnitt am 18. Tag. Je höher die Leukocytenausgangswerte sind, desto
steiler ist ihr Abfall. Die Thrombocyten zeigen einen ähnlichen, kontinuierlichen Abfall, bei niedriger Ausgangslage bis zu kritischen
Werten. Patienten, bei denen wir eine Vollremission erreichten, wiesen retrospektiv häufiger eine besonders intensive und langanhaltende
periphere Pancytopenie auf; andererseits leitete nicht jede schwere
periphere Pancytopenie eine Remission ein. Irreversible Knochenmark-
depressionen konnten wir nicht beobachten. Eine Normalisierung des
Knochenmarks bei erfolgreicher Therapie ist nicht vor der 3. bis 4.
Therapiewoche zu erwarten. Während einer Remission einer Myeloblasten-
krise bei chronisch myeloischer Leukämie sahen wir eine megaloblastäre
Umwandlung der Erythropoese: Der Vitamin-B_{12}-Spiegel im Serum war bei
diesem Patienten deutlich erhöht, während der Folsäurespiegel stark
erniedrigt war.

Die Therapieerfolge wurden häufig mit erheblichen Nebenwirkungen er-
kauft (Tab.4). Unverträglichkeitsreaktionen in Form von Übelkeit und
Erbrechen wurden in 43 % registriert, Diarrhoen in 50 % der Fälle.
Sie können bereits nach der 2. bzw. 3. Injektion einsetzen. Stomatitiden, Oesophagitiden sowie andere bakterielle Infektionen fanden

Tabelle 4

Nebenwirkungen unter ADRIAMYCIN	% n : 44
Haarausfall	84
Pilzinfektionen:	
Candidiasis, Pityriasis (1 Pat.)	77
Diarrhoe	50
Übelkeit, Erbrechen	43
bakterielle Infektionen	36
Thrombophlebitis, Nekrose	7

sich in 36 % und gingen häufig kurzfristig der peripheren Pancytopenie voraus. Bei einem Patienten kam es unter der Therapie zu einer
Dermatitis exfoliativa Ritter v. Rittershain. Erhebliche therapeutische Schwierigkeiten bereiteten uns schleimbildende Coli-Infektionen
in der Mundhöhle bei 3 Patienten. Soor-Infektionen im Bereich des
Mund-Rachenraumes, des Oesophagus, der Trachea sowie vereinzelt der
Pulmo wurden trotz prophylaktischer antimykotischer Therapie in 77 %
gesehen und waren in einigen Fällen therapielimitierend. Sie traten
häufig gemeinsam mit der Leukopenie auf, seltener waren sie dosis-
unabhängig. Venenreizungen, Thrombophlebitiden bis zu Hautnekrosen
sahen wir vergleichsweise selten (7 %). Einerseits wurde das Medikament häufig durch einen zentralen Venenkatheter, andererseits stets
in ausreichender Verdünnung appliziert. Eine der konstantesten Nebenwirkungen war mit 84 % die Alopecie, die zwischen der 3. und 4. Be-
handlungswoche einsetzte und auch durch Abbruch der Therapie nicht
zu beeinflussen war. Passagere Transaminasenanstiege (Tab. 5) sowie
Nierenfunktionsstörungen mässigen Grades konnten in 39 % bzw. 27 %
der Fälle beobachtet werden. Neben der knochenmarkdepressorischen
Wirkung hat Adriamycin auch einen immunsuppressiven Effekt, was die
allgemeine Infektionsgefahr erhöhte. Bei älteren Patienten konnte
dieser Effekt schon bei relativ niedriger Dosierung nachgewiesen werden. Ein γ-Globulinabfall zeigte sich bei 34 % der behandelten Patienten. IgG fiel in 27 %, IgA in 14 % sowie IgM in 32 % der Fälle ab.

Tabelle 5

Blutchemische Veränderungen unter ADRIAMYCIN	% n:44
reversibler Transaminasenanstieg:	
SGOT↑, SGPT↑	39
Nierenfunktionsstörungen:	
Harnstoff-N↑, Kreatinin↑	27
Immunelektrophorese:	
Gamma-Globuline↓	34
Ig G ↓	27
Ig A ↓	14
Ig M↓	32

Kardiovasculär-toxische Nebenwirkungen sind in unserem Krankengut
auch unter Adriamycin nicht selten. So sahen wir bei zwei älteren
Patienten tödlich verlaufende Herzinfarkte, einmal während der Induktionstherapie und einmal während der Reinduktionstherapie. Bei
dem ersten Patienten fand sich als Risikofaktor eine altersentspre-

chende Arteriosklerose, bei dem zweiten eine autoptisch gesicherte excessiv stenosierende Coronarsklerose mit schwerer allgemeiner Arteriosklerose bei primärer Fettstoffwechselstörung. Zwei weitere Patientinnen verstarben unter dem Bild eines Sekundenherztodes, ohne dass autoptisch pathologische Veränderungen am Herzmuskel bzw. dem Reizleitungssystem gefunden werden konnten. Klinisch hatte die eine (66-jährige) Patientin eine deutliche Hypercalcämie, die andere, 31 Jahre alt, wies keinerlei klinische Besonderheiten auf.

Im gesamten Krankengut fanden sich an reversiblen kardialen Störungen 46 % Tachykardien, 39 % Repolarisationsstörungen sowie 14 % Extrasystolen; darüber hinaus klagten 7 % der Patienten unter der Therapie über stenokardische Beschwerden. Hypotone Dysregulationen traten in 16 % der Fälle auf.

Tabelle 6

Kardiovaskuläre Ereignisse unter ADRIAMYCIN	% n: 44
Tachykardie:	
Frequenz > 100/min	46
Repolarisationsstörungen	39
akuter Herztod:	9
darunter 2 Infarkte	4,5
Extrasystolie	14
Stenokardien	7
hypotone Dysregulation	16

Zusammenfassung

Beim Vergleich mit unseren früheren Ergebnissen unter Daunorubidomycin stellen wir fest, dass die Remissionsrate etwa gleich hoch liegt. Dieselben Gruppen der akuten Leukämien sprechen auf beide Substanzen etwa gleich gut an. Die zunächst vertretene Meinung, dass Adriamycin im Vergleich zum Daunorubidomycin geringere kardiovasculär-toxische Nebenwirkungen aufweise, kann von uns nicht bestätigt werden. Der Vorteil des Adriamycin liegt nach unseren Erfahrungen in der geringeren Toxicität auf das Knochenmark.

Adriamycin in der Behandlung solider Tumoren

Adriamycin: Activity in Solid Tumors*

J.A. Gottlieb

Section of Chemotherapy, University of Texas System Cancer Center, M.D. Anderson Hospital and Tumor Institute, Houston, TX 77025, USA

This paper shall be devoted to a discussion of the activity of adriamycin given as a single agent in a variety of solid tumors. Although as other papers in this symposium shall emphasize, single agent therapy with adriamycin in many of the solid tumors is less desirable and less effective than a number of combination regimens currently under evaluation, it is obligatory in any combination regimen that the activity of the single agent be firmly established. Thus, the importance of the single agent data with adriamycin is all too apparent.

In solid tumor chemotherapy, the most frequent way that adriamycin is administered in the United States, is as a single injection every 3 weeks. The dosage utilized is generally 75 mg/m^2 for patients with an adequate marrow reserve and in whom good tolerance to chemotherapy has been demonstrated. For patients with poor marrow reserve or who have a history of poor tolerance of myelosuppressive chemotherapy a starting dose of 60 mg/m^2 is recommended. A number of other dose schedules are available and will be described in some of the other papers in this symposium. With such a single dose regimen, the predominant side effect that is dose-limiting is a leukopenia, particularly granulocytopenia, with maximum depression occurring approximately 2 weeks after the single dose with rapid recovery thereafter permitting an every 3 weeks schedule. Thrombocytopenia is considerably less significant, and patients in good metabolic condition rarely develop clinically important thrombocytopenia. In a large study performed by the Southwest Oncology Group, severe myelosuppression, as demonstrated by a white count of under 1000/mm^3 or a platelet count of less than 25,000/mm^3, was encountered in only 11 % of patients while a full quarter had no fall of white count below 4000/mm^3 or platelet fall below 100,000/mm^3 [1]. It is important to emphasize that patients with impaired hepatic function must receive lower doses in order to prevent severe myelosuppression.

---

*Supported in part by Grants CA 05831, CA 03754 and CA 10379 from the National Cancer Institute, U.S. Public Health Service, Bethesda, Maryland, U.S.A.

This is because adriamycin is predominantly excreted through the biliary tree[2]. Renal excretion of adriamycin, on the other hand, is relatively insignificant and thus patients with mild azotemia can be given full dosage without an increase in myelosuppression expected[1].

We are often asked how important is the specific dose of adriamycin. In a recent study completed by the Southwest Oncology Group, it was observed that for patients receiving adequate trials (2 or more courses), the response rate at 75 mg/m^2 was 28 % compared to 17 % for patients arbitrarily receiving a low dose of 45 mg/m^2. While this was not quite statistically significant (p value of .08), the clinical significance of a difference between a 28 % and a 17 % response rate is obviously quite real, and except for a few very sensitive diagnoses, such as breast carcinoma with only subcutaneous or cutaneous metastases or malignant lymphoma, we feel that the higher the dose of adriamycin utilized, the more likely that a significant response will be achieved. It may be wise in patients in whom the tolerance of chemotherapy is not well known or when supportive care is inadequate to start with a dose of 60 mg/m^2 and if this is well tolerated, increase to 75 mg/m^2. Obviously some patients clearly respond to lower doses, and these patients may not need to have their dose increased. Some diagnoses such as osteogenic sarcoma, thyroid carcinoma and some of the other sarcomas are clearly sensitive only to rather high doses of adriamycin, and lower doses are very likely to produce failure[3].

The next part of this paper shall be devoted to a discussion of the individual diagnoses and their responses to adriamycin. The three most important diagnoses where adriamycin has seemed to significantly improve the therapy available for patients with metastatic disease are breast carcinoma, soft tissue and bony sarcoma and malignant lymphoma.

In order to present as wide a picture as possible of the single drug experience with adriamycin, the table included in this article is a compilation of all published and reported results with adriamycin through the end of 1973. The experience includes all articles in the bibliography prepared by Farmitalia and includes articles in seven different languages[4].

As shown in the table, of 345 patients treated for breast carcinoma, 129 have had a response. Response in all cases will mean a greater than 50 % reduction in the size of measurable tumor mass. The 37 %

Table 1. Response to Adriamycin as a single agent in solid tumors

Diagnosis	Number of patients	Number of responses	% Response
Breast Cancer	345	129	37 %
Bone Sarcomas			
Osteogenic Sarcoma	81	18	22 %
Ewing's Sarcoma	63	27	37 %
Chondrosarcoma	17	1	6 %
(All bone Sarcomas	161	46	29 %)
Soft Tissue Sarcomas			
Rhabdomyosarcomas	79	21	27 %
Fibro- and Neurofibrosarcoma	38	9	24 %
Leiomyosarcoma	37	12	32 %
Synovial Cell Sarcoma	22	7	32 %
Liposarcoma	19	6	32 %
Angiosarcoma	16	7	44 %
Undifferentiated Sarcoma	16	3	19 %
Unspecified and Misc.	130	31	24 %
(All Soft Tissue Sarcomas	357	96	27 %)
Malignant Lymphoma			
Lymphocytic Lymphoma (LSA)	80	35	44 % (9 % CR)
Histiocytic Lymphoma (RCS)	74	46	62 % (11 % CR)
Hodgkin's Disease	116	36	31 % (3 % CR)
Not specified and Misc.	72	40	36 %
(All Lymphomas	342	157	46 %)
Bronchogenic Carcinoma			
Squamous Cell Carcinoma	70	16	23 %
Adenocarcinoma	55	10	18 %
Oat Cell Carcinoma	43	13	30 %
Large Cell Undifferentiated Carcinoma	40	7	18 %
Unspecified	162	22	14 %
(All Bronchogenic Carcinoma	370	68	18 %)
Genitourinary Cancers			
Bladder Cancer	121	32	26 %
Renal Carcinoma	73	6	8 %
Testicular Cancer	78	33	42 %
Prostate Cancer	27	5	19 %
Gynecologic Cancers			
Ovarian Carcinoma	84	24	29 %
Cervix Cancer	31	7	23 %
Uterine Cancer	9	3	33 %
Head and Neck Cancer			
Squamous Cell Carcinoma	107	20	19 %
Thyroid Cancer	39	16	41 %
Gastroenteric Adenocarcinoma	213	23	11 %
Malignant Melanoma	40	1	3 %

Modified from Gottlieb, J. A., Cancer Treatment Reviews (in press)

response rate seen in this large number of patients treated, indicates that adriamycin as a single agent appears to be more effective than any other agent similarly used[5]. Our own experience at M.D. Anderson Hospital and in the Southwest Oncology Group, which has been extensive has impressed us with the rapidity with which such responses occur[6]. Patients without prior chemotherapy are considerably more responsive to adriamycin, and regression rates in excess of 50 % have been seen in almost all series with previously untreated patients. In one study by the Southwest Oncology Group in which adriamycin was used as the

first chemotherapeutic agent and was compared with the commonly used
5-drug Cooper regimen, adriamycin was as effective as this 5-drug
treatment program[7]. The obvious implications are that if adriamycin
as a single agent is so effective what will its efficacy be in combination? In our own department a 3-drug combination regimen of 5-fluoro-
uracil, adriamycin and cyclophosphamide has produced a 72 % response
rate including a 15 % complete response rate[6]. It is important to
emphasize that many of the responses with adriamycin have occurred in
patients already refractory to radiotherapy, hormonal therapy, and extensive chemotherapy and as such offers a welcome addition to the
armamentarium of the chemotherapists. This statement is true for almost all the tumors described in this article since most patients did
not receive adriamycin until they had already proven refractory to
the commonly used standard chemotherapeutic agents.

In bone sarcomas, adriamycin has been most impressive in that it offers effective therapy for tumors that were rarely responsive in the
past. The most important of these is osteogenic sarcoma. As shown in
the table, a 22 % response rate has been seen overall in the 81 patients treated. No other single agent has activity approaching this
in osteogenic sarcoma[8]. A number of adjuvant studies are now in progress suggesting that one could use adriamycin immediately after the
amputation and prevent development of pulmonary metastases in many
patients. These studies are still in progress and whether adriamycin
will permanently prevent the development of metastases or only delay
them considerably, is not yet known. In Ewing's sarcoma, a tumor for
which other drugs are available, the response rate of adriamycin is
encouraging enough to suggest it should be used early in the disease.
Chondrosarcoma, a tumor with a very poor blood supply in which drug
delivery may be inadequate, is very poorly responsive to adriamycin.

Turning to the soft tissue sarcomas, the experience particularly in
adults is even more extensive As shown in the table, all the major
tissue types of soft tissue sarcoma are responsive to adriamycin
a response rate varying from 19 to 44 %. Overall, with nearly 360
patients treated, over one-quarter have responded. Our own studies
in soft tissue sarcomas with adriamycin in combination are extensive
and cannot be covered in the space available for this topic. With
over 510 patients treated at M.D. Anderson Hospital or on the Southwest Oncology Group our overall response rate with adriamycin combined
with dimethyl triazeno imidazole carboxamide (DIC) vincristine or
cyclophosphamide reveals a 45 % response rate including an 11 % com-

plete response rate. We are particularly gratified by the long duration of response. Of 25 patients achieving complete remission, with
adriamycin and DIC combined, 20 remain alive nearly 2 years from the
start of chemotherapy [9,10,11].

The third diagnosis in which adriamycin has had such an important im-
pact is in malignant lymphoma. As shown in the table, all the major
sub-types are highly responsive to adriamycin, with almost all patients treated only after extensive therapy with radiation and drugs.
Complete responses are not indicated in all papers reviewed, but it
is encouraging to see a definite complete response rate in these very
advanced patients. Our own studies have combined adriamycin with vincristine and prednisone or vincristine, prednisone and cyclophosphamide. With over 200 non-Hodgkin's lymphoma patients treated on these
regimens by the Southwest Oncology Group, a complete response rate of
60 % and a complete and partial rate of 95 % has been well documented.
The rapidity with which the remissions are induced is gratifying and
leads to relatively little morbidity [12,13].

In bronchogenic carcinoma adriamycin has been of less significance,
not because the response rate has been inadequate, it has been good,
but the overall effect of the response upon patient survival has not
been very clinically significant. The different cell types indicated
in the table are all sensitive to adriamycin to varying degrees, but
oat cell carcinoma, the most sensitive to chemotherapy in general,
appears to be the most sensitive to adriamycin. A number of combination regimens with adriamycin in lung cancer are currently in progress,
but their ultimate effect upon survival has not yet been well established.

Adriamycin is quite important in the treatment of genitourinary tumors,
because relatively few drugs have been available for some of these
diagnoses, particularly bladder carcinoma and prostatic carcinoma.
The figures shown in the table indicate a definite and significant
activity for adriamycin in bladder carcinoma and in prostate carcinoma,
leads that are being pursued by a number of the cooperative groups in
the United States. The response in renal carcinoma has been disappoin-
ting, with most of the response seen in transitional cell carcinoma
of the renal pelvis. In testicular carcinoma, adriamycin has been useful in refractory patients, but does not appear as good as some of
the agents currently used for induction, such as actinomycin D and
bleomycin. Most of the responses with adriamycin were partial and relatively short lasting [14]. While encouraging, the numbers in prostate
cancer are too small for definitive comments.

In the gynecologic tumors, adriamycin has not had as extensive an experience as in some of the other solid tumor diagnoses. The largest experience has been in ovarian carcinoma and in a very refractory population, a 29 % response rate has been seen (24 responses in 84 patients). It would be encouraging to see what the efficacy of adriamycin in an earlier population with ovarian carcinoma might be, possibly combined with radiotherapy where there is a suggestion that adriamycin is radiopotentiating. The numbers of squamous cell carcinoma of the cervix and uterine carcinoma patients are too small for significant discussion, but we are encouraged that adriamycin is quite effective in the highly malignant metastatic small cell carcinoma of the cervix.

In head and neck tumors, adriamycin has had a rather large experience. Again, largely in a refractory population, 19 % of squamous carcinoma patients have responded, suggesting adriamycin may be more effective if used earlier, and again the arguments for using it in combination with radiotherapy are strong. In thyroid carcinoma, in studies carried out predominantly in my own institution, we have been able to demonstrate that adriamycin is the first agent capable of significantly affecting metastatic disease in thyroid carcinoma patients refractory to radiotherapy and surgery. In addition, we have been able to show that adriamycin is capable of prolonging survival in thyroid carcinoma for over a year on the median in responders compared to less than 4 months in non-responsive patients [15].

Finally, at the bottom of the table are two diagnoses in which adriamycin has been largely ineffective. Adenocarcinoma of the gastroenteric tract has had many trials with adriamycin, but few responses have been recorded. However, it should be emphasized that adriamycin is considerably more effective in hepatoma and possibly in carcinoma of the pancreas and stomach than it is in colo-rectal carcinoma. Malignant melanoma has been essentially totally refractory to adriamycin and does not seem to warrant further investigation.

It can thus be well demonstrated that adriamycin is a most important new agent to be added to the spectrum of chemotherapy. Large numbers of very common diseases which form the bulk of solid tumors in man are responsive to adriamycin and in some, the response rate is highly significant. As emphasized above, future studies in many diagnoses will be with combination regimens, and it can be hoped that such regimens will produce even higher response rates than adriamycin alone

with both greater prolongation in life and better quality of life as a result of these chemotherapeutic regimens. Perhaps more important will be the role of adriamycin used in the adjuvant setting in patients with no visible evidence of disease but at high risk for recurrence. It can be hoped that some of these studies will indicate that adriamycin in such a setting may have a role that extends beyond palliation.

R e f e r e n c e s

1. OBRYAN, R.M., LUCE, J.K., TALLEY, R.W., GOTTLIEB, J.A., BAKER, L.H. and BONADONNA, G.:
Phase II evaluation of adriamycin in human neoplasia.
Cancer 32, 1-8, 1973.

2. BENJAMIN, R.S., HUFFMAN, D.H., WIERNIK, P.H. and BACHUR, N.R.:
Pharmacokinetics of adriamycin in man.
Proc. Amer. Assoc. Cancer Res. 13, 115, 1972.

3. O'BRYAN, R., TALLEY, R., GOTTLIEB, J.A. and HOOGSTRATEN, B.:
Dose Response Evaluation of Adriamycin.
Proc. Amer. Soc. Clin. Onc. 15, 168, 1974.

4. GOTTLIEB, J.A.:
Clinical role of adriamycin: Current status and thoughts for the future.
Cancer Treatment Reviews (in press).

5. CARTER, S.K.:
Single and combination nonhormonal chemotherapy in breast cancer.
Cancer 30, 1543-1555, 1972.

6. BLUMENSCHEIN, G.R., GARDENAS, J.O., FREIREICH, E.J. and GOTTLIEB, J.A.:
FAC chemotherapy for breast cancer.
Proc. Amer. Soc. Clin. Onc. 15, 193, 1974.

7. HOOGSTRATEN, B. and GEORGE, S.:
Adriamycin and combination chemotherapy in breast cancer.
Proc. Amer. Assoc. Cancer Res. 15, 70, 1974.

8. FRIEDMAN, M.A. and CARTER, S.K.:
The therapy of osteogenic sarcomas: Current status and thoughts for the future.
J. Surg. Oncol. 4, 482-510, 1972.

9. GOTTLIEB, J.A., BAKER, L.H., QUAGLIANA, J.M., LUCE, J.K., WHITECAR, J.P., Jr., SINKOVICS, J.G., RIVKIN, S.E., BROWNLEE, R. and FREI, E. III:
Chemotherapy of sarcomas with a combination of adriamycin and dimethyl triazeno imidazole carboxamide.
Cancer 30, 1632-1638, 1972.

10. GOTTLIEB, J.A.:
Combination Cnemotherapy for metastatic sarcoma. Sarcoma Symposium.
Cancer Chemother. Rept. 58, 149-154, 1974.

11. GOTTLIEB, J.A., BODEY, G.P., SINKOVICS, J.G., RODRIQUEZ, V. and
    BURGESS, M.A.:
    An effective new 4-drug combination regimen (CY-VA-DIC) for
    metastatic sarcomas.
    Proc. of Amer. Soc. of Clin. Onc. 15, 162, 1974.

12. GOTTLIEB, J.A., GUTTERMAN, J.U., McCREDIE, K.B. and RODRIGUEZ, V.
    and FREI, E. III:
    Chemotherapy of malignant lymphoma with adriamycin.
    Cancer Res. 33, 3024-3028, 1973.

13. McKELVEY, E.M., GOTTLIEB, J.A., COLTMAN, C.A. and WILSON, H.E.:
    Treatment of non-Hodgkin's lymphoma with hydroxyldaunomycin
    (adriamycin) combination chemotherapy.
    Proc. Amer. Soc. Clin. Onc. 15, 184, 1974.

14. MONFARDINI, S., BAJETTA, E., MUSUMECI, R. and BONADONNA, G.:
    Clinical use of adriamycin in advanced testicular cancer.
    J. Urol. 108, 293-296, 1972.

15. GOTTLIEB, J.A., HILL, C.S., Jr.:
    Chemotherapy of thyroid cancer with adriamycin: experience
    with 30 patients.
    New Eng. J. of Med. 290, 193-197, 1974.

Adriamycin in der Behandlung des Ewing-Sarkoms

W.M. Gallmeier, S. Seeber, U. Bruntsch, R. Osieka und C.G. Schmidt

Innere Universitätsklinik und Poliklinik (Tumorforschung) der Gesamthochschule Essen, Essen, BRD

Das Antibioticum Adriamycin gehört heute zu den wichtigen neueren
Cytostatica, die in den letzten Jahren Eingang in die Tumortherapie
gefunden haben. Wir setzten das Medikament zunächst als Monotherapie
in vereinzelten Fällen bei soliden Tumoren ein, bei denen es unter
herkömmlicher Kombinationschemotherapie zu einer Therapieresistenz
gekommen war. Heute verwenden wir Adriamycin in einer Reihe von Kom-
binationsschemata, so unter anderem bei Hodentumoren, bei Non-Hodgkin-
Lymphomen, beim Bronchialcarcinom, bei Patienten mit Morbus Hodgkin,
bei denen ein primäres Versagen der MOPP-Therapie oder ein Rezidiv
unter MOPP-Therapie zu verzeichnen war, ferner bei Weichteilsarkomen
und schliesslich beim Ewing-Sarkom (Tab. 1). In diesen prospektiven
Therapieversuchen überblicken wir heute über 100 Patienten. Die endgültigen Ergebnisse dieser Studien liegen noch nicht vor. Wir möchten
heute über drei Fälle von Ewing-Sarkom berichten, die uns wegen der
desolaten Ausgangslage und des günstigen Ansprechens der Chemotherapie mit Adriamycin bemerkenswert erscheinen.

Tabelle 1. Adriamycin (Adriblastin) als Bestandteil kombinierter Chemotherapie. (Innere Klinik und Poliklinik (Tumorforschung) Essen)

Diagnose	Adriamycin (Adriblastin) in Kombination mit:
Hodentumoren	Bleomycin, Vincristin
M. Hodgkin (primär MOPP Versager, Rezidiv unter MOPP)	DTIC, Bleomycin, CCNU
Non-Hodgkin-Lymphome	Vincristin, Endoxan, Prednison, Bleomycin
Bronchialcarcinom	Endoxan, Vincristin, Bleomycin
Mammacarcinom (Cooper-Versager)	CCNU
Weichteilsarkome	Endoxan, Vincristin
Ewing Sarkom	Endoxan, Vincristin (+Methotrexat i.t.)

Bei dem ersten Fall handelt es sich um einen 19-jährigen Patienten,
bei dem 7 Monate vor Therapiebeginn die Diagnose eines Ewing-Sarkoms
durch Probeexcision aus der Fibula gesichert wurde. Der Primärtumor
wurde bestrahlt. Bei Behandlungsbeginn fanden wir multiple Rundherde

in der linken Lunge. Die Röntgenuntersuchung des Skelettsystems ergab
eine Kompression des vierten Brustwirbelkörpers, die linke Fibula
zeigte eine Destruktion in der Schaftmitte. Wir verabfolgten bei diesem Patienten im Abstand von drei Wochen jeweils 100 mg Adriamycin,
zunächst kombiniert mit wöchentlich 2 mg Vincristin. Bereits 10 Tage
nach Beginn der Chemotherapie kam es zu einer deutlichen Verkleinerung
der Lungenmetastasen, die 6 Wochen nach Behandlungsbeginn nicht mehr
nachweisbar waren. Der Patient befindet sich zum gegenwärtigen Zeitpunkt 8 Monate nach Therapiebeginn weiterhin in einer Vollremission
und erhält eine Kombinationstherapie, bestehend aus Endoxan,
Adriamycin und Vincristin.

Im zweiten Fall wurde die Diagnose 6 Monate nach den ersten klinischen Beschwerden aus einer Probeexcision der rechten Fibula bei einer
21-jährigen Patientin gestellt. Es erfolgte lokale Strahlentherapie.
6 Monate später gab die Patientin Rückenschmerzen und Bewegungsein-
schränkungen der Wirbelsäule an. Weitere zwei Monate später traten
ubiquitäre, starke Knochenschmerzen in Beinen, Knien und Becken auf,
die zu völliger Bewegungsunfähigkeit führten. 10 Tage vor Klinikauf-
nahme wurde eine komplette Querschnittslähmung mit Blasen- und Mast-
darmbeteiligung und spastische Paraparese beider Beine festgestellt.
Der Zustand bei Therapiebeginn musste als präfinal angesprochen werden. Auffallend waren multiple Rundherde und zum Teil flächige Infil-
trate im Bereich beider Lungen. Die Zellzahl im Liquor betrug 62/3
Zellen, die Pandy-Reaktion war positiv. Es bestand der Verdacht auf
Lebermetastasierung. Im Bereich der unteren Brustwirbelsäule liess
sich szintigrafisch mit Strontium-85 ein Knochenherd lokalisieren,
der in seiner Höhe dem gefundenen Querschnitt entsprach. Trotz des
fortgeschrittenen Krankheitsbildes entschlossen wir uns zu einer intensiven Chemo- und Strahlentherapie. An der Essener Strahlenklinik
erfolgte zunächst die Bestrahlung der Wirbelsäule am thorakolumbalen
Übergang. Die kombinierte Chemotherapie bestand zunächst aus Endoxan,
Vincristin, sowie der intralumbalen Gabe von Methotrexat. Unter dieser Behandlung liessen zwar die Knochenschmerzen nach, es kam jedoch
zu einem Fortschreiten der Lungenmetastasierung und zu nunmehr klinisch manifestem Auftreten einer generalisierten ossären Metastasierung. Neben einer kleinflächigen Bestrahlung zweier Lungenfelder
(rechts 6 x 8 und links 5 x 5 cm), jeweils 1200 rad, begannen wir
die Behandlung mit einer Cytostaticakombination aus Adriamycin 100 mg
alle 3 Wochen und Vincristin 2 mg wöchentlich in Kombination mit der
intralumbalen Gabe von Methotrexat.

Unter dieser Therapie kam es zu einer raschen kontinuierlichen Besserung. Die Lungenmetastasen waren nicht mehr nachweisbar. Die Knochenschmerzen verschwanden völlig und die vorher pathologischen Leberenzyme normalisierten sich. Auch der vorher tastbare, apfelgrosse Tumor in der Kniekehle war nicht mehr nachweisbar. Nach Rehabilitationsmassnahmen konnte die Patientin schliesslich wieder mobilisiert und in gutem Allgemeinzustand in unsere ambulante Behandlung entlassen werden. Die Patientin verstarb 13 Monate nach Therapiebeginn, nachdem sich erneut eine Chemotherapieresistenz entwickelt hatte. Es war somit gelungen, trotz desolater Ausgangslage eine einjährige Teilremission zu erzielen, während der die Patientin z.T. ambulant betreut werden konnte.

Unser dritter Fall war eine 15-jährige Patientin, die sich wegen eines Lungentumors unklarer Genese zur Abklärung vorstellte. Es bestand eine ausgeprägte Belastungsdyspnoe, als Lokalbefund fand sich ein gänseeigrosser Tumor rechts supraclaviculär mit Übergang in die rechte Clavicula, der von prallelastischer Konsistenz war. Die Röntgenaufnahmen zeigten kleine, frei verschiebliche Ergüsse beiderseits und zahlreiche Lungenrundherde, wobei in Höhe des linken Hilus ein grosser Rundherd von 5,5 cm Durchmesser auffiel. Die histologische Untersuchung des Probeexcisionsmaterials aus der rechten Clavicula ergab ein Ewing-Sarkom. Es wurde zunächst ein ossärer Herd im Bereich der rechten Schulter bestrahlt. Wegen der ausgedehnten pulmonalen Metastasierung verabreichten wir eine Dreier-Chemotherapiekombination aus Endoxan, Vincristin und Adriamycin. Die Patientin erhielt diese Medikamente in dreiwöchigen Abständen. Bereits nach der ersten kombinierten Chemotherapie kam es zu einem deutlichen Tumorrückgang, die Lungenmetastasen verkleinerten sich. Nach drei Chemotherapiestössen waren die beschriebenen Lungenherde nicht mehr nachweisbar. Die Patientin ist z.Zt. - 7 Monate nach Therapiebeginn - frei von Tumorrezidiven und führt ein normales Leben. In diesem Fall wurde bei ebenfalls desolater Ausgangslage eine Vollremission erzielt, die heute noch anhält.

Die Nebenwirkungen, die wir bei diesen und unseren anderen Patienten gesehen haben, entsprechen den bereits bekannten. Im Vordergrund steht die ausgeprägte Myelosuppression, die sich insbesondere in einer Leukopenie äussert und etwa 10 Tage nach Verabfolgung von Adriamycin auftritt. Stomatitis war in unserem Patientengut nicht das vorherrschende Problem. Alopecie wurde in unseren Fällen praktisch ohne Ausnahme angetroffen. Übelkeit und Erbrechen traten in mehr als der Hälfte

unserer Fälle auf und konnten symptomatisch beherrscht werden. Ein
Abbrechen der Therapie wegen dieser Wirkungen war nicht notwendig.
Kardiale Komplikationen sind weder bei den drei hier vorgestellten
Patienten noch in unserem anderen Patientengut bisher eindeutig nach-
weisbar gewesen. Wir kontrollieren regelmässig die CPK und EKG-Ver-
änderungen. Wir beachten eine Maximaldosis von 500 mg/m^2.

Bei der Therapieplanung des Ewing-Sarkoms müssen die bisher bekannten
relevanten Fakten über diesen Tumor zugrundegelegt werden:

1) Die Prognose des Ewing-Sarkoms ist ausgesprochen ungünstig. Die
   durchschnittliche Überlebenszeit liegt bei etwa 1 - 2 Jahren. Die
   Fünfjahresüberlebensrate wird mit etwa 10 - 15 % angegeben (4,17,
   18,33,42). Sind ein Jahr nach der ersten Therapie noch keine Metastasen aufgetreten,so ist die Prognose relativ günstig. Die erste
   Folgerung hieraus ist,dass das frühe Auftreten von Fernmetastasen
   hinweist auf das Vorliegen okkulter Metastasen bereits zum Zeitpunkt der initialen Therapie.

2) Ein zweites wichtiges Faktum ist die hohe Strahlensensibilität
   des Tumors, die eine chirurgische Behandlung heute nicht mehr notwendig macht.

3) Der dritte Gesichtspunkt ist die Chemotherapieempfindlichkeit des
   Ewing-Sarkoms. Das Ansprechen dieses Tumors auf Cytostatica ist
   seit längerem bekannt (31,35). So haben sich Cyclophosphamid,
   Stickstofflost und Chlorambucil als wirksame Alkylantien erwiesen
   (16,33,39). Andere wirksame Substanzen bei diesem Tumor sind Vincristin, Dactinomycin, Methotrexat, 5-Fluoro-uracil, BCNU, Mithramycin (24,22,20,29). Adriamycin wirkt nach Mitteilung einer Reihe
   von Autoren in etwa 50 % aller Fälle (1,19,26,27,38,41,43). Auch
   Vollremissionen sind beschrieben worden. Die kombinierte cytostatische Therapie scheint der Monotherapie, wie auch bei anderen Tumoren, überlegen zu sein. Übereinstimmend wird also über eine gute
   Tumorrückbildung auch in fortgeschrittenen Fällen nach kombinierter Chemotherapie berichtet, wie dies auch bei unseren drei Patienten festzustellen war.

4) Als viertes Faktum muss die Überlegenheit der initialen gleichzeitigen Strahlen- und Chemotherapie gegenüber der alleinigen primä-
   ren Radiotherapie hingestellt werden (25,10,14,15,17,18,32). So
   konnte gezeigt werden, dass die Fünfjahresüberlebenszeit in einer
   so behandelten Serie 33 % betrug (30), eine Zahl, die weder durch
   alleinige chirurgische Behandlung noch alleinige Strahlentherapie
   erreicht wurde.

Die von uns beschriebenen Fälle betreffen Patienten mit weit fortgeschrittener Metastasierung. Trotzdem konnte durch die intensive Chemotherapie in zwei Fällen eine Vollremission und durch die Kombination von Chemo- und Strahlentherapie in einem weiteren Fall eine Teilremission erzielt werden. Die kombinierte Chemotherapie bestand in
zwei Fällen aus Adriamycin und Vincristin, in einem weiteren Fall
wurde wegen der bekannten guten Wirksamkeit von Cyclophosphamid dieses Medikament in die Kombination Adriamycin/Vincristin aufgenommen.
Die kombinierte Chemotherapie wurde von uns gewählt, weil sie heute
als der Monotherapie eindeutig überlegen angesehen werden muss.

Aufgrund der oben geschilderten vier Voraussetzungen schlagen wir
beim Ewing-Sarkom folgendes therapeutisches Vorgehen vor:

1) Der Primärherd muss adäquat bestrahlt werden, eine chirurgische
   Therapie ist nicht indiziert.

2) Die schlechte Prognose bei alleiniger Radiotherapie kann nur durch
   die gleichzeitige kombinierte Chemotherapie verbessert werden. Wir
   schlagen deshalb eine 6-monatige Behandlung mit Cytostaticagaben
   in 4-wöchigen Abständen vor. Es sollten jeweils gegeben werden:
   Adriamycin 60 mg/m^2
   Cyclophosphamid 500 mg/m^2
   Vincristin Einzeldosis 2 mg   (bei Kindern 1 mg).
   Anschliessend sollte über weitere 1 bis 1 1/2 Jahre in 8-wöchigen
   Abständen weiterbehandelt werden, wobei das Adriamycin durch MTX
   oder Actinomycin D zu ersetzen ist.

3) Selbst bei ausgedehnter Metastasierung ist eine kombinierte Chemotherapie häufig in Verbindung mit einer palliativen Strahlentherapie angezeigt. Es gelingt auf diese Weise nicht nur eine sinnvolle
   Lebensverlängerung, sondern selbst bei desolater Ausgangslage Vollremissionen zu erzielen.

Zusammenfassung

Wir berichten hier über drei Fälle von metastasierendem Ewing Sarkom,
alle drei mit fortgeschrittener pulmonaler Metastasierung. Wir verabreichten eine kombinierte Chemotherapie bestehend aus Cyclophosphamid
(Endoxan), Adriamycin (Adriblastin) und Vincristin, die zusätzlich

zur lokalen Strahlentherapie gegeben wurde. In zwei Fällen konnte eine Vollremission, bei einem dritten Patienten eine Teilremission erzielt werden. Die Lungenmetastasen waren in allen drei Fällen nicht mehr nachweisbar. Da bei Stellung der Erstdiagnose in vielen Fällen bereits unentdeckte Metastasen existieren, kann eine Verbesserung der Prognose durch intensive Chemotherapie sofort nach Diagnosestellung bei gleichzeitiger Strahlentherapie des Primärtumors erreicht werden. Adriamycin, Cyclophosphamid und Vincristin sollen dabei in Kombination alle vier Wochen gegeben werden.

Durch die kombinierte Chemotherapie werden auch in weit fortgeschrittenen Fällen noch sehr gute palliative Erfolge gesehen.

L i t e r a t u r

1. BONADONNA, G.: Clinical trials with adriamycin in the neoplastic disease of children and adults. 7th International Congress of Chemotherapy, Praha 1971.

2. BOYER, C.W., T.J. BRICKER, R.H. PERRY: Ewing's sarcoma. Case against surgery. Cancer (Philad.) 20 (1967), 1602.

3. COLEY, B.L.: Neoplasms of Bone and Related Conditions. 2nd Ed. (Hoeber: New York 1960).

4. DAHLIN, D.C.: Bone Tumors. end Ed. (Thomas: Springfield / III 1967).

5. DAHLIN, D.C.: Is it worthwile to differentiate Ewing's sarcoma and primary lymphoma of bone? In: Proceedings of the 7th National Cancer Conference, Los Angeles/Calif. 1972 (Lippincott: Philadelphia-Toronto 1973), 941.

6. DI MARCO, A., M. GAERANI, B. SCARPINATO: Adriamycin (NSC-123127): A new antibiotic with antitumor activity. Cancer Chemother. Rep. 53 (1969), 33.

7. DINOPOULOS, J., J. WICKENHAUSER, G. CANIGIANI, L. WICKE: Das Ewing-Sarkom, Kritische Analyse von 41 Fällen. Radiol.clin.biol. 43 (1974), 56.

8. EWING, J.: Diffuse endothelioma of bone. Proc. N.Y. path. Soc. 2 (1921) 17.

9. EWING, J.: A review of the classification of bone tumors. Surg. Gynec. Obstet. 68 (1939), 971.

10. FREEMAN, A.I., C. SACHATELLO, J. GAETA, N.K. SHAH, J.J. WANG, L.F. SINKS: An analysis of Ewing's tumor in children at Roswell Park Memorial Institute. Cancer (Philad.) 29 (1972) 1563.

11. GOTTLIEB, J.A., C.H. FERNANDEZ: Recent progress in the chemotherapy of primary tumors of bone. In: Proceedings of the 7th National Cancer Conference, Los Angeles/Calif. 1972 (Lippincott: Philadelphia-Toronto 1973), 959.

12. HAASS, F., R. JUNGBLUT, F. HEINZLER: Die Strahlenbehandlung des
Ewing-Sarkoms. Strahlentherapie 140 (1970), 133.

13. HEILMANN, H.P.: Strahlentherapie der Knochentumoren. Dtsch. med.
Wschr. 96 (1971), 473.

14. HUSTU, H.O., C. HOLTON, D. JAMES jr., D. PINKEL: Treatment of
Ewing's sarcoma with concurrent radiotherapy and chemotherapy.
J. Pediat. 73 (1968), 249.

15. HUSTU, H.O., D. PINKEL, C. PRATT: Treatment of clinically localized
Ewing's sarcoma with radiotherapy and combination chemotherapy.
Cancer (Philad.) 30 (1972), 1522.

16 JENKIN, R.D.T.: Ewing's sarcoma. A study of treatment methods. Clin.
Radiol. 17 (1966), 97.

17. JOHNSON, R., S.R. HUMPHREYS: Past failures and future possibili-
ties in Ewing's sarcoma. Experimental and preliminary clinical
results. Cancer (Philad.) 25 (1969), 161.

18. JOHNSON, R.E., T.C. POMEROY: Integrated therapy for Ewing's
sarcoma. Amer. J. Roentgenol. 114 (1972), 532.

19. JUNGI, W.F., A.C. MAYR, P. SMITH, G.A. NAGEL, H.J. SENN: Erste
Erfahrungen mit Adriamycin, einem neuen cytostatischen Antibio-
ticum, in der Kombinationschemotherapie maligner Tumoren.
Schweiz. med. Wschr. 102 (1972), 1213.

20. KOFMAN, S., C.P. PERLIA, S.G. ECONOMOU: Mithramycin in the treatment of metastatic Ewing's sarcoma. Cancer (Philad.) 31 (1973),
889.

21. LICHTENSTEIN, L., H.L. JAFFE: Ewing's sarcoma. Amer. J. Path. 23
(1947), 43.

22. LIVINGSTON, R.B., S.K. CARTER: Single Agents in Cancer Chemotherapy (Plenum Press: New York-Washington-London 1970).

23. LUMB, G., D.H. MACKENZIE: Round-cell tumors of bone. Brit. J.
Surg. 43 (1956), 380.

24. MARSA, G.W., R.E. JOHNSON: Altered pattern of metastasis following
treatment of Ewing's sarcoma with radiotherapy and adjuvant chemotherapy. Cancer (Philad.) 27 (1971), 1051.

25. MILLBURN, L.F., L. O'GRADY, F.R. HENDRICKSON: Radical radiation
therapy and total body irradiation in the treatment of Ewing's
sarcoma. Cancer (Philad.) 22 (1968), 919.

26. MITCHELL, T.L., C.P. HOLTON: Adriamycin in advanced childhood
malignancy. Proc. Amer. Ass. Cancer Res. 14 (1973), 82.

27. OLDHAM, R.K., T.C. POMEROY: Treatment of Ewing's sarcoma with
adriamycin (NSC-123127). Cancer Chemotherapy Rep. 56 (1972), 635.

28. PACK, G.T., I.M. ARIEL (ed.): Tumors of the Soft Somatic Tissues
and Bone (Hoeber: New York 1964).

29. PALMA, J., S. GAILANI, A. FREEMAN, L. SINKS, J.F. HOLLAND:
Treatment of metastatic Ewing's sarcoma with BCNU. Cancer (Philad.)
30 (1972), 909.

30. PHILLIPS, R.F., N.L. HIGINBOTHAM: The curability of Ewing's
    endothelioma of bone in children: J. Pediat. 70 (1967), 391.

31. PINKEL, D.: Cyclophosphamide in children with cancer. Cancer
    (Philad.) 15 (1962), 42.

32. PLÜSS, H.J.: Chemotherapie der Knochentumoren. Helv. chir. Acta
    40 (1973), 69.

33. POTDAR, G.G.: Ewing's tumor. Clin. Radiol. 22 (1971), 528.

34. von RONNEN, J.R.: The Committee on Bone Tumors in the Netherlands.
    Working method. Review of material. Point of view regarding biopsy
    and treatment of bone sarcomas. Radiol.clin.biol. 38 (1969), 30.

35. SAMUELS, M.L., C.D. HOWE: Cyclophosphamide in the management of
    Ewing's sarcoma. Cancer (Philad.) 20 (1967), 961.

36. SELAWRY, O.S., J.F. HOLLAND, I.J. WOLMAN: Effect of vincristine
    (NSC-67574) on malignant solid tumors in children. Cancer Chemo-
    ther. Rep. 52 (1968), 497.

37. SENYSZYN, J.J., R.E. JOHNSON, R.E. CURRAN: Treatment of metastatic
    Ewing's sarcoma with actinomycin D (NSC-3053). Cancer Chemother.
    Rep. 54 (1970), 103.

38. SINKS, L.F., E. CORTES, J.J. WANG, J.F. HOLLAND: The effect of
    Adriamycin on solid tumors and acute leukemia of adults and
    children. In: CARTER, S.K., A. DI MARCO, M. GHIONE, I.H. KRAKOFF,
    G. MATHE (Eds.) International Symposium on Adriamycin, Milan 1971
    (Springer: Berlin-Heidelberg-New York 1972), 195.

39. SUTOW, W.W., T.J. VIETTI, D.J. FERNBACH, D.M. LANE, M.H.DONALDSON,
    D. LONSDALE: Evaluation of chemotherapy in children with metasta-
    tic Ewing's sarcoma and osteogenic sarcoma. Cancer Chemother.Rep.
    55 (1971), 67.

40. SUTOW, W.W.: Vincristine (NSC-67574) therapy for malignant solid
    tumors in children (except. Wilm's tumor). Cancer Chemother. Rep.
    52 (1968), 485.

41. TAN, C., E. ETCUBANAS, N. WOLLNER, G. ROSEN, M.L. MURPHY, I.H.
    KRAKOFF: Adriamycin in children with acute leukemia and other
    neoplastic diseases. In: CARTER, S.K., A. DI MARCO, M. GHIONE,
    I.H. KRAKOFF, G. MATHE (eds.): International Symposium on Adria-
    mycin, Milan 1971 (Springer: Berlin-Heidelberg-New York 1972),
    204.

42. UEHLINGER, E., C. BOTSZTEJN, H.R. SCHINZ: Ewingsarkom und Knochen-
    -retikulosarkom. Klinik, Diagnose und Differentialdiagnose.
    Incologia (Basel) 1 (1948), 193.

43. WANG, J.J., E. CORTES, L.F. SINKS, J.F. HOLLAND: Therapeutic
    effect and toxicity of adriamycin in patients with neoplastic
    diseases. Cancer (Philad.) 28 (1971), 837.

Adriamycin in Combination Chemotherapy for Breast Cancer

H.W.C. Ward

The Queen Elizabeth Hospital, Medical Centre – Radiotherapy Department, Edgbaston, Birmingham, England

Several cytotoxic drugs have been shown to be effective as single
agents in the treatment of breast cancer. Cyclophosphamide has been
used for many years and according to CARTER (1972) it gives a response rate of 34 %. CARTER also reported a response rate of 33 % for
methotrexate, 26 % for 5-fluorouracil and 20 % for vincristine. Adriamycin has been introduced more recently and according to GOTTLIEB et
al. (1973) the response rate when it was used alone as 41 %. Response
was defined as a greater than 50 % reduction in tumor size lasting
for at least a month.

Investigations in acute leukemia and Hodgkin's disease have shown that
combinations of effective agents can improve the remission rate over
that previously achieved with single drugs. A number of drug schedules
using combination chemotherapy have been published, notably those of
GREENSPAN (1964), COOPER (1969) and COSTANZI and COLTMAN (1969). None
of these included adriamycin which we now know to be the most effective agent when used singly. Furthermore, these schedules all invol-
ved the administration of several daily intravenous injections.

In Birmingham we have investigated the possibility of either a short
treatment schedule for which a patient would need to be in hospital
for only two days, or a schedule which could be used without the need
for admission to hospital.

An attempt was made to keep the following criteria

1. A combination of drugs with known activity against breast cancer
   would be used.
2. Each drug would damage the malignant cell by affecting different
   metabolic pathways or by causing damage at different stages of the
   metabolic pathway.
3. Intermittent high doses would be used.
4. If possible, the schedule should not require the patient to be
   admitted to hospital.
5. Side-effects must not be severe or serious.

6. If possible, all patients should have the same set dose of drugs
to reduce the risk of dosage errors.

With these criteria in mind the following schedules have been used

1. Adriamycin   50 mg
   Vincristine   2 mg
   given as single intravenous doses once every 4 weeks.

2. Day 0   Adriamycin   50 mg i.v.
              Vincristine   2 mg i.v.
   Days 1 - 4 Cyclophosphamide 50 mg twice daily, oral.
   Repeated every four weeks.

3. (a) Day 0 Adriamycin   40 mg i.v.
             Vincristine   2 mg i.v.
      Days 1 - 4 Cyclophosphamide 50 mg twice daily by mouth
      Day 7 5-Fluorouracil 500 mg oral.

   or

   (b) Day 0 Adriamycin   40 mg i.v.
             Vincristine   2 mg i.v.
             5-Fluorouracil 500 mg i.v.
      Days 1 - 4 Cyclophosphamide 50 mg twice daily oral.
      Repeated every 4 weeks.

4. Hour 0   Chlorpromazine   400 mg oral
   Hour 1   Methotrexate   50 mg i.v.
               Nitrogen Mustard   10 mg i.v.
               5-Fluorouracil   1 g i.v.
               Adriamycin   20 mg i.v.
   Hour 33   Vincristine   2 mg i.v.
               Leucovorin   9 mg i.v.
   Repeated every 4 weeks.

In schedule 3 (a) the 5-fluorouracil was given on day 7 because we
thought it might block the action of the other drugs. We now use
schedule 3 (b) and believe that the results are the same. In
summarizing the results with schedules 3 (a) and 3 (b) two patients
are included in whom methotrexate was substituted for 5-fluorouracil
but these drugs were never given together in the same course.

The poor results with schedule 4 are difficult to explain but the
following are possible reasons

1. The dose of adriamycin was lower
2. The two antimetabolites (methotrexate and 5-fluorouracil) may
   have been antagonistic

The results were as follows

	Schedule				
	1	2	3(a) + 3(b)	4	Total
Tumour completely disappeared	1/9	2/8	3/11	0/12	6/40 (15 %)
Tumour reduced to less than 50 %	1/9	3/8	4/11	3/12	11/40 (27 %)
Tumour reduced to between 50 % and 90 %	5/9	2/8	4/11	4/12	15/40 (37 %)
Total objective response	7/9	7/8	11/11	7/12	32/40 (80 %)
Average duration of response (month)	2	5	5	4	
Number of patients still responding	1	1	7	5	

3. Nitrogen mustard was used instead of cyclophosphamide
4. The patients treated with this schedule may have had a worse prognosis.

It is clear that further controlled trials are necessary before valid conclusions can be drawn, but on the present evidence it appears likely that schedule 3 (b) is the best both as regards effectiveness and ease of administration. Higher doses are now in use as follows,

```
Day 0      Adriamycin    50 mg i.v.
           Vincristine    2 mg i.v.
           5-fluorouracil 1 g i.v.
Days 1 - 4 Cyclophosphamide 50 mg twice daily by mouth.
Repeated every 4 weeks.
```

R e f e r e n c e s

CARTER, S.K. :
Cancer N.Y., 30, 1543 (1972).

COOPER, R.G. :
Proc.Amer.Ass.Cancer Res. 10, 15 (1969).

COSTANZI, J. and COLTMAN, C.A.:
Cancer 23, 589 (1969).

GOTTLIEB, J.A., BONNET, J.D., HOOGSTRATEN, B. and O'BRYAN, R.M.:
Cancer Chemother.Rep. 57, 98 (1973).

GREENSPAN, E.M. :
Proc.Amer.Ass.Cancer Res. 5, 23 (1964).

Adriamycin-Monotherapie in der Behandlung disseminierter Sarkome

W. Rhomberg und H.J. Schmoll

Abteilung für Strahlentherapie und Spezielle Onkologie, Medizinische Hochschule Hannover, Hannover, BRD

Das Anthracyclinderivat Adriamycin wurde bei 25 Patienten mit pro-
gredienten, disseminierten Sarkomen eingesetzt. Zwei Patienten waren
mit Endoxan und Vincristin, einer durch Telekobaltbestrahlung vorbehandelt worden, die übrigen Patienten erhielten Adriamycin als Erst-
therapie.

Adriamycin wurde ohne Kombination mit anderen Cytostatica als Lang-
zeitmedikation gegeben. Die Dosierung betrug 40 mg/m^2 Körperoberfläche alle 2 Wochen i.v.. Nach 3 Kursen wurde das Injektionsintervall
auf 3 Wochen verlängert und die Einzeldosis der aufgetretenen Toxicität angepasst. Vor jeder Injektion haben wir dem Patienten einen
elastischen Kopfverband angelegt, um das Ausmass des zu erwartenden
Haarausfalls zu reduzieren. Der Verband wurde bis 20 Minuten nach
Injektionsende belassen.

Die Diagnosen der so behandelten Patienten verteilen sich wie folgt
(Tab. 1): 7 Fibrosarkome, 5 Knochensarkome (darunter 2 Osteosarkome,
2 Reticulumzell-Sarkome und 1 Ewing-Sarkom), 4 Hämangiosarkome, 3
Myosarkome, 2 Neurofibrosarkome und je 1 Rundzellsarkom, Synovia-
Sarkom, Chondromyxosarkom und Liposarkom.

Tabelle 1. Verteilung der Diagnosen

Fibrosarkome	7
Knochensarkome	5
Haemangiosarkome	4
Myosarkome	3
Neurofibrosarkome	2
Rundzellsarkom	1
Malignes Synovaliom	1
Chondromyxosarkom	1
Liposarkom	1
Gesamt	25

Ein behandelter Patient wurde als auswertbar angesehen, wenn er mindestens 2 Injektionskurse Adriamycin erhalten hatte und seine Krank-
heitsmanifestationen gut dokumentiert und kontrolliert worden waren.

Die Reaktion des Tumors auf die Behandlung wurde in drei Kategorien
eingeteilt: Partielle Remission (PR), keine Veränderung (NC) und Progression (P). Eine partielle Remission wurde dann angenommen, wenn
der Tumor unter der Therapie um mindestens 25 % seines Ausgangsvolu-
mens zurückging.

Ergebnisse

Von den 25 in die Studie aufgenommenen Patienten waren 22 auswertbar.
Das Durchschnittsalter dieser Patienten betrug 43 Jahre (14 – 71 J.).
11 von ihnen waren Frauen, 11 Männer.

Bei 22 auswertbaren Patienten wurde 6 mal eine Tumorrückbildung um
mehr als 25 % des Tumorausgangsvolumens beobachtet. In weiteren 5 Fällen konnte ein Wachstumsstillstand des Tumors bewirkt werden. Diese
Ergebnisse und ihre Beziehung zu den verschiedenen Sarkomformen sind
in Tab. 2 wiedergegeben. Tumorrückbildungen konnten vor allem bei den
Fibrosarkomen erreicht werden. Bei den anderen Tumorformen sind die
Fallzahlen jedoch zu klein, um Rückschlüsse bezüglich einer besonderen Empfindlichkeit auf Adriamycin zuzulassen. Diese Fälle können in
Sammelstatistiken Berücksichtigung finden.

Die durchschnittliche Remissionsdauer lag bei 5,3+ Monaten (2 – 7 M.),
die mittlere Dauer des Wachstumsstillstandes eines Tumors – dies be-
trifft die "No-change-Gruppe" (NC) in der Tab. 2 – betrug 9,5 Monate
(1,5 – 14 Monate).

Der Wachstumsstillstand vorher progredienter Sarkome bedeutete für
die Patienten einen echten therapeutischen Gewinn: Der Allgemeinzu-

Tabelle 2. Resultate bezogen auf Diagnosen

Diagnose	Zahl	ADM-Dosis (mg)	PR	NC	P
Fibrosarkom	6	423	3	–	3
Neurofibro-SA	2	190	–	–	2
Haemangiosarkom	3	220	1	1	1
Osteogenes SA	2	270	–	–	2
RCS des Knochens	1	120	–	–	1
Ewingsarkom	1	860	–	1	–
Leiomyosarkom	1	300	1	–	–
Alveolarzell-SA	1	330	–	1	–
Rhabdomyo-SA	1	170	–	–	1
Rundzellsarkom	1	320	1	–	–
Chondromyxo-SA	1	720	–	1	–
Synoviasarkom	1	710	–	1	–
Liposarkom	1	230	–	–	1

stand wurde in der Regel verbessert und die Überlebenszeit vom Zeitpunkt des Therapiebeginns (430 +Tage) gegenüber der Gruppe mit pro-
gredienten Tumoren (166 Tage) wesentlich verlängert. Die verlängerte
Überlebenszeit darf auf der anderen Seite nicht zu hoch bewertet werden, da das in der "No-change-Gruppe" aufgeführte Chondromyxosarkom
und das maligne Synovialom primär langsam wachsende Tumoren waren.
Zudem hat die Gruppe der Patienten, bei welchen eine Progression des
Leidens aufgehalten werden kann, auch noch die grössere Chance einer
effektiven Nachfolgetherapie.

Mögliche Nebenwirkungen

Die häufigsten Nebenwirkungen der Adriamycin-Behandlung waren Übelkeit, leichte bis mässig starke Knochenmarkdepression und Haarausfall.
Tab. 3 zeigt den durchschnittlichen Grad der Leukocyten- und Thrombo-
cytenabfälle im peripheren Blut unter der Therapie. Klinisch fiel die
hämatologische Toxicität bis auf 2 Ausnahmen nie ins Gewicht.

Tabelle 3. Haematologische Toxicität
(n = 22)

	Leukopenie:	Grad 1,3
	Thrombopenie:	Grad 1,5

Grad	Leukocyten x 10^3	Thrombocyten x 10^3
1	4.0 – 4.9	100.0 – 150.0
2	3.0 – 3.9	50.0 – 99.0
3	1.0 – 2.9	10.0 – 49.0
4	<1.0	<10.0

Das Ausmass des Haarausfalls liess sich durch die Verwendung eines
elastischen Kopfverbandes deutlich reduzieren. Mehr als die Hälfte
der auf diese Weise behandelten Patienten kamen ohne künstlichen
Haarersatz aus.

Ernster und unangenehmer als die hämatologischen Nebenwirkungen und
der Haarausfall scheint uns eine kumulative Allgemeintoxicität des
Präparates zu sein (vgl. Tab. 4). Diese allgemeine Toxicität äussert
sich in unspezifischem Krankheitsgefühl, Schwäche und therapieresi-
stenter Übelkeit nach den Injektionen. Die Dauer der Symptome nimmt
mit steigender Gesamtdosis zu und zwingt schliesslich – ähnlich wie
die kumulative Kardiotoxicität – zu erheblicher Dosisreduktion oder
zum Therapieabbruch. Dies ist bedauerlich, wenn man sich die mögli-

Tabelle 4. Nebenwirkungen der Adriamycintherapie

Übelkeit / Erbrechen	18/8
Deutlicher Haarausfall	9
Knochenmarksdepression (>2)	6
Schleimhauttoxicität	5
Kumul. Allgemeintoxicität	5
Mutmaßliche ZNS-Toxicität	5
Kardiotoxicität	3

chen Folgen einer Dosisreduktion vor Augen hält: Bei 6 von unseren
11 Patienten, die auf die Behandlung mit einer partiellen Remission
oder mit einem Wachstumsstillstand des Tumors reagierten, ist das
erneute Tumorwachstum kurz nach einer solchen erzwungenen Dosisreduktion eingetreten.

Eine Kardiotoxicität wurde in 3 Fällen nach 300, 350 und 600 mg
Adriamycin/m^2 Körperoberfläche beobachtet. Die ersten beiden Patienten mit der relativ früh aufgetretenen Kardiotoxicität hatten vorbestehende Myokardiopathien und standen schon vor Therapiebeginn unter
Digitalis. Die Symptomatik, nämlich das Stärkerwerden von Zeichen
einer Herzinsuffizienz, besserte sich nach Absetzen des Präparates.
Die Herzinsuffizienz eines 16-jährigen Mädchens mit Ewing-Sarkom,
aufgetreten nach 600 mg Adriamycin/m^2, verschwand nach Digitalisie-
rung und Behandlungsabbruch. Interessant ist der Fall eines 68-jäh-
rigen Mannes mit Hämangiosarkom, bei welchem wir aus vitaler Indika-
tion trotz eines Vorhofflimmerns und einem Pulsdefizit von 42 mit
einer Adriamycin-Therapie begonnen haben. Nach 2 Injektionen Adriamycin wurde eine Ökonomisierung der Herzleistung erreicht. Das digi-
talisrefraktäre Pulsdefizit, Leistungsschwäche und Kurzatmigkeit verschwanden, die absolute Arrhythmie bei Vorhofflimmern blieb bestehen.

Abschliessend sei auch auf mögliche zentrale Nebenwirkungen des
Adriamycin hingewiesen. Vier Patienten klagten über Schläfrigkeit
und Müdigkeit nach den Injektionen, zweimal wurden Depressionen aus-
gelöst. Es stellt sich hier die Frage, ob ein akuter Blutdruckabfall
unmittelbar nach Adriamycin-Gabe nicht auch einer zentralen Wirkung
des Präparates zuzuschreiben ist. Diese Nebenwirkung wurde zweimal
beobachtet, einmal davon ausserhalb der Sarkomstudie.

Zusammenfassung

Adriamycin bedeutet einen Fortschritt in der Behandlung disseminierter Sarkome. Die Remissionsrate mit der Monotherapie lag bei 25 %.
Im Gegensatz zu anderen Tumoren scheint sich auch ein blosser Wachstumsstillstand vorher progredienter Tumoren klinisch ähnlich günstig
wie eine objektive Tumorrückbildung auszuwirken. Die Anwendung einer
Langzeit-Monotherapie wird in erster Linie durch eine kumulative Toxicität begrenzt.

Tumortherapie mit Adriamycin in hohen Dosen

G.A. Nagel

Departement für Innere Medizin der Universität Basel, 1. Medizinische Klinik, Abteilung für Onkologie, Basel, Schweiz

Die gebräuchlichen Dosierungen von Adriamycin (ADM) liegen zwischen
$20 - 30$ mg/m^2/die während 3 Tagen, $20 - 35$ mg/m^2 einmal alle 7 Tage
oder $60 - 105$ mg/m^2 einmal alle 21 Tage. Diese Dosierungsrichtlinien
wurden aufgrund pharmakokinetischer und klinisch-empirischer Studien
erarbeitet. Wegen kumulativer Kardiotoxicität wird empfohlen, die Totaldosis von 550 mg/m^2 Körperoberfläche nicht zu überschreiten (1).
Demgegenüber liegen keine Angaben über die Toleranz höherer Einzeldosen vor. Einzeldosen über 100 mg/m^2 oder $2 - 3$ mg/kg Körpergewicht
wurden wegen der damit verbundenen schweren Pancytopenie und Stomatitis praktisch nie überschritten.

Wir haben in Erweiterung unserer früheren Therapieversuche mit ADM (2)
bei 14 Patienten die ADM-Dosen allein oder in Kombination schritt-
weise gesteigert. Dieser Versuch erschien gerechtfertigt, weil die
Wirkung vieler Cytostatica mit steigender Dosierung zunimmt, und ver-
tretbar, weil die Patienten bei kritischem Abfall der Leukocytenzahlen
dekontaminiert und in keimfreier Umgebung (Life Island) sowie mit Gra-
nulocytenkonzentraten versorgt werden konnten. Letzteres erwies sich
jedoch nur in einem Fall für nötig.

Das Krankengut setzt sich aus zumeist jüngeren Patienten zusammen,
die einer konventionellen Therapie gegenüber resistent waren oder
für deren Tumoren eine andere Behandlung keinen besseren Erfolg ver-
sprach. Die Patienten wurden über die möglichen Konsequenzen der hoch-
dosierten Therapie mit ADM - Isolierung im Life Island, Ganzkörperdekontamination, Stomatitis, Alopecie und Herz-Kreislauf-Schäden -
vor Therapiebeginn informiert.

Nur infektfreie Patienten mit normalen peripheren Leukocyten- und
Thrombocytenwerten, normaler Nierenfunktion (Harnstoff und Kreatinin),
normaler Leberfunktion (Transaminasen, alkalische Phosphatase, Bili-
rubin) und fehlenden Zeichen für eine vorbestehende Herzkrankheit
wurden in die Studie aufgenommen.

ADM wurde in steriler Kochsalzlösung aufgelöst als _Kurzinfusion_ gegeben. Um zu rasche Flüssigkeits- und Medikamentenzufuhren zu ver-

meiden, wurden pro 15 Minuten 100 mg ADM infundiert. Die übrigen Medikamente wurden jeweils vor Gabe des ADM direkt intravenös gespritzt. Prednison wurde per os verabreicht. Die Herzaktion der Patienten wurde während 24 – 48 Stunden nach ADM–Gabe mittels Monitor auf der Herzüberwachungsstation oder durch repetierte Elektrokardiogramme überwacht.

Tabelle 1 gibt einen zusammenfassenden Überblick über Patienten, Diagnosen, Vorbehandlung und über die gegenwärtige Therapie. Diverse hier nicht angeführte Therapien wurden angeschlossen, wenn Remissionen erreicht wurden. In keinem Fall enthielten Folgetherapien jedoch nochmals ADM.

Die Beurteilung des Therapieerfolges stützt sich auf objektiv messbare Tumorregressionen; subjektive Besserungen ohne fassbare Tumorrückbildung wurden nicht als Therapieerfolg bewertet.

Tabelle 1. Kasuistik von 14 mit hohen Adriamycin-Dosen behandelten Tumorpatienten

Nr., Patient Geschlecht, Alter Diagnose	Vorbehandlung	Resultat (Wochen)	Jetzige Behandlung	Resultat (Wochen)	Total ADM Dosis/Dauer (mg) (Tage)
1 L.M. m, 33j TeratoCa Hoden	1. ACT-D VBL CYT 2. CYT 30 mg/kg x 2d MTX 30 mg/m² x 1d	PR 9 PD	1. ADM 3 mg/kg = 210 mg CYT 30 mg/kg = 2000 mg 2. ADM 3 mg/kg = 200 mg CYT 30 mg/kg = 2000 mg	PR 5 NC 6	410/45
2 E.B. m, 43j LymphoSa	1. VCR CYT 200 mg/d PRE 2. VCR CYT 50 mg/kg x 1d PRE	PR 8 PR 6	1. ADM 3 mg/kg = 200 mg CYT 50 mg/kg = 3500 mg PRE 1 mg/kg = 65 mg	CR 40+	200/1
3 B.B. m, 18j OsteoSa			1. ADM 2 mg/kg = 100 mg MTX 20 mg/m² = 35 mg VBL 15 mg/m² = 22 mg 2. ADM 3.5 mg/kg = 180 mg MTX 50 mg/m² = 75 mg	NC PR 10+	280/21
4 S.M. f, 51j LymphoSa	1. VCR PRE 2. VCR CYT PRE 3. CYT 45 mg/kg x 2d	CR 38 PD NC 4	1. ADM 1.5 mg/kg x 3d = 270 mg 2. ADM 4 mg/kg = 240 mg	NC 5 PR 8	510/34
5 W.W. f, 43j Melanom	1. BCNU VCR 2. CYT PRE	PD PD	ADM 4 mg/kg = 240 mg	PD	240/1
6 K.L. f, 31j MammaCa	1. Ovariektomie 2. Hypophysektomie 3. CYT 5-FU	PD PR PR	ADM 4 mg/kg = 300 mg	CR 6+	300/1
7 T.A. m, 52j LipoSa	1. CYT MTX 2. CYT 30 mg/kg x 1d	PD PD	1. ADM 4 mg/kg = 280 mg 2. ADM 4 mg/kg = 280 mg CYT 30 mg/kg = 2000 mg	PD NC 7	560/28

Tabelle 1. Fortsetzung

8 S.S. f, 50j MammaCa	1. Ovariektomie 2. CYT MTX PRE	PR 11 PR 8	1. ADM 4 mg/kg = 200 mg 2. ADM 4 mg/kg = 200 mg	CR 12	400/25
9 R.S. m, 48j BronchusCa	1. CYT MTX 2. CYT PRO MTX VCR	PD PD	1. ADM 1.5 mg/kg x 3d = 320 mg 2. ADM 4.5 mg/kg = 320 mg	PD PR 14	640/32
10 W.G. m, 36j ParotisCa	1. CYT 30 mg/kg MTX 25 mg/m²	PD	1. ADM 2 mg/kg x 2d = 220 mg 2. ADM 5 mg/kg = 275 mg CYT 30 mg/kg = 1700 mg MTX 25 mg/m² = 35 mg	PD PR 42	495/27
11 B.B. m, 23j Melanom			ADM 5 mg/kg = 330 mg	NC 5	330/1
12 A.R. f, 43j MammaCa	1. Ovariektomie 2. CYT MTX PRE 3. CYT MTX 5-FU VCR PRE	PD CR 32 PD	1. ADM 1.5 mg/kg x 3d = 300 mg 2. ADM 5 mg/kg = 340 mg	PD CR 37	640/34
13 W.S. m, 40j Melanom			ADM 6 mg/kg = 440 mg	PR 12	440/1
14 M.F. m, 38j LymphoSa	1. VCR PRE 2. VCR CYT PRE 3. CYT 30 mg/kg x 2d	CR 32 PR 6 PD	1. ADM 1.5 mg/kg x 4d = 360 mg 2. ADM 6 mg/kg = 360 mg (= 210/m²)	PD CR 26	720/36

Abkürzungen Medikamente:		Abkürzungen Therapieresultate:	
ACT-D	Actinomycin D	CR	Objektive Vollremission, d.h. vollständiges Verschwinden aller beobachteten Tumor-manifestationen, ohne Auftreten neuer Herde
ADM	Adriamycin		
BCNU	1,3-Bis(2-chloroethyl)-1-nitrosourea		
CYT	Endoxan	PR	Partielle Remission, Objektive Teilremission
5-FU	5-Fluorouracil	NC	Keine Veränderung des Zustandes, stationäres Verhalten des Tumors
MTX	Methotrexat		
PRE	Prednison	PD	Objektiv dokumentierte Progression des Tumors
PRO	Procarbazin (Natulan)		
VBL	Vinblastin		
VCR	Vincristin		

Die hauptsächlichen Nebenwirkungen der hohen ADM-Dosen gehen aus Tabelle 2 hervor. Einzig die Alopecie wurde, weil in allen Fällen aufgetreten, nicht angeführt.

In Ergänzung zu Tabelle 1 und 2 lassen sich die wichtigsten Resultate dieser Studie folgendermassen zusammenfassen: ADM wurde 14 Patienten bis zur Maximaldosierung von 6 mg/kg Körpergewicht (bis zu 240 mg/m² Körperoberfläche) verabreicht. Siebenmal sprachen Tumoren, die mit konventionellen ADM-Dosen nicht beeinflussbar waren, auf eine höhere

Tabelle 2: Nebenwirkungen von Adriamycin-Stoßdosen

Pat. Nr.	ADM Dosis mg pro kg	Total	Leuko x 10³	Thrombo x 10³	Stomatitis	Kard.	CKP no <50	LDH no <185	Sonstige Nebenwirkungen, Bemerkungen
1	3*	200	2.0	133.0	2	0	no	190	Nausea, Temp. 38.4
2	3*	200	0.6	106.0	0	0	no	1000	Parotitis, Ganzkörper-dekontamination (_GKD_)
3	3,5*	180	1.2	73.0	2	0	70	no	_GKD_
4	4	240	0.9	37.0	1	0	63	236	–
5	4	240	0.8	92.0	0	b	no	342	_GKD_
6	4	300	0.2	2.0	4	c,e	–	–	Nausea. Erbrechen! Diarrhoe Granulozytentransfusion
7	4	280	0.35	90.0	1	0	no	no	Nausea
	4*	280	0.1	24.0	1	c	no	no	Nausea, Erbrechen
8	4	200	0.2	2.0	2	–	–	–	Nausea, Erbrechen
	4	200	1.2	84.0	2	c	no	no	–
9	4,5	320	1.5	85.0	3	b	57	200	SGOT+, SGPT+, Nausea
10	5*	275	0.4	73.0	4	0	95	410	Nausea
11	5	330	0.3	40.0	2	d	no	720	SGOT+, SGPT+/TEMP. 38.6/_GKD_
12	5	340	0.25	42.0	2	a	no	388	_GKD_, Nausea
13	6	440	0.1	17.0	2	a, b	104	930	_GKD_, Nausea, Erbrechen
14	6	360	0.1	9.0	2	a	no	825	_GKD_, Nausea

* ADM in Kombination mit anderen Medikamenten (s. Tabelle 1)
Leuko: Leukocyten/mm³; Thrombo: Thrombocyten/mm³; Kard.: Kardiotoxicität; CPK: Kreatin-Phospho-Kinase (IE); LDH: Lactat-Dehydrogenase (IE); Toxicitätsgrade: 0 = fehlend, 1 = leicht, 2 = mäßig, 3 = schwer, 4 = sehr schwer; a = ST-T-Veränderungen; b = supraventrikuläre Tachykardie; c = subendokardiale Läsion; d = ventrikuläre Parasystolie; e = biventrikuläre Herzinsuffizienz

Dosierung an (Patienten 3, 4, 7, 9, 10, 12, 14). Wurde keine Erhaltungstherapie angeschlossen, dauerten die Remissionen nur wenige Wochen. Die Knochenmarkschädigung ausgenommen nahmen Nebenwirkungen mit steigender Dosierung, verglichen mit der ADM-Therapie in konventionellen Dosen, nur unwesentlich zu. Leukopenie und Thrombopenie traten früher als üblich, zumeist schon 6 – 10 Tage nach ADM-Gabe, auf – sie dauerten 2 – 3 Wochen. Zu schweren infektiösen Komplikationen oder Blutungen kam es, – wahrscheinlich auch wegen ausreichender prophylaktischer Massnahmen – nicht. Lebensbedrohliche Komplikationen wies nur Patientin 6 auf: sie entwickelte eine schwere Herzinsuffizienz innert 24 Stunden nach Therapiebeginn, die nach 4 Tagen aber wieder kompensiert war. Auch zeigte sie eine 3 Wochen anhaltende ulceröse Stomatitis und Diarrhoe, so dass eine besondere individuelle Intoleranz – vielleicht bei latenter Leberinsuffizienz – vermutet werden muss. Die schwere, durch Soor superinfizierte Stomatitis von Patient 10 war möglicherweise durch Methotrexat mitbedingt. Stomatitis war bei den übrigen Patienten von untergeordneter Bedeutung.

Ob ADM in hohen Dosen vermehrt zu kardialen Spätschäden führt, bleibt abzuwarten. Die Patienten 1, 3, 4, 5, 7, 8, 9, 10, die zwischen 3 und 14 Monaten nach Therapiebeginn ad exitum kamen, erlagen sämtlich ihrem Grundleiden. Elektronenoptische Untersuchungen des Myokards wurden allerdings keine durchgeführt.

<u>Zusammenfassung</u>

Aus den Resultaten dieser Studie wird vorläufig folgender Schluss gezogen: Die konventionellen ADM-Dosen können ohne wesentlichen Toxicitätszuwachs gesteigert werden. Damit sind verbesserte Remissionsraten sogar nach vorheriger ADM-Resistenz zu erwarten. Hohe ADM-Dosen (über 5 mg/kg Körpergewicht oder über 150 mg/m^2 Körperoberfläche) sollten jedoch bis auf weiteres nur gegeben werden, wenn die notwendigen Einrichtungen zur Prophylaxe und Therapie schwerer Nebenwirkungen wie Zellersatz, Ganzkörperdekontamination und Möglichkeiten der Herzüberwachung zur Verfügung stehen. Über allfällige Spätschäden hoher ADM-Dosen ist bisher keine Aussage möglich.

<u>L i t e r a t u r</u>

1. BLUM, R.H. and CARTER, S.K.: A new anticancer drug with significant clinical activity.
   Ann. intern. Med. <u>80</u>, 249–259 (1974).

2. JUNGI, W.F., A.C. MAYR, P. SMITH, G.A. NAGEL und H.J. SENN:
   Erste Erfahrungen mit Adriamycin, einem neuen cytotoxischen Antibioticum, in der Kombinationschemotherapie maligner Tumoren.
   Schweiz. med. Wschr. <u>102</u>, 1213–1221 (1972).

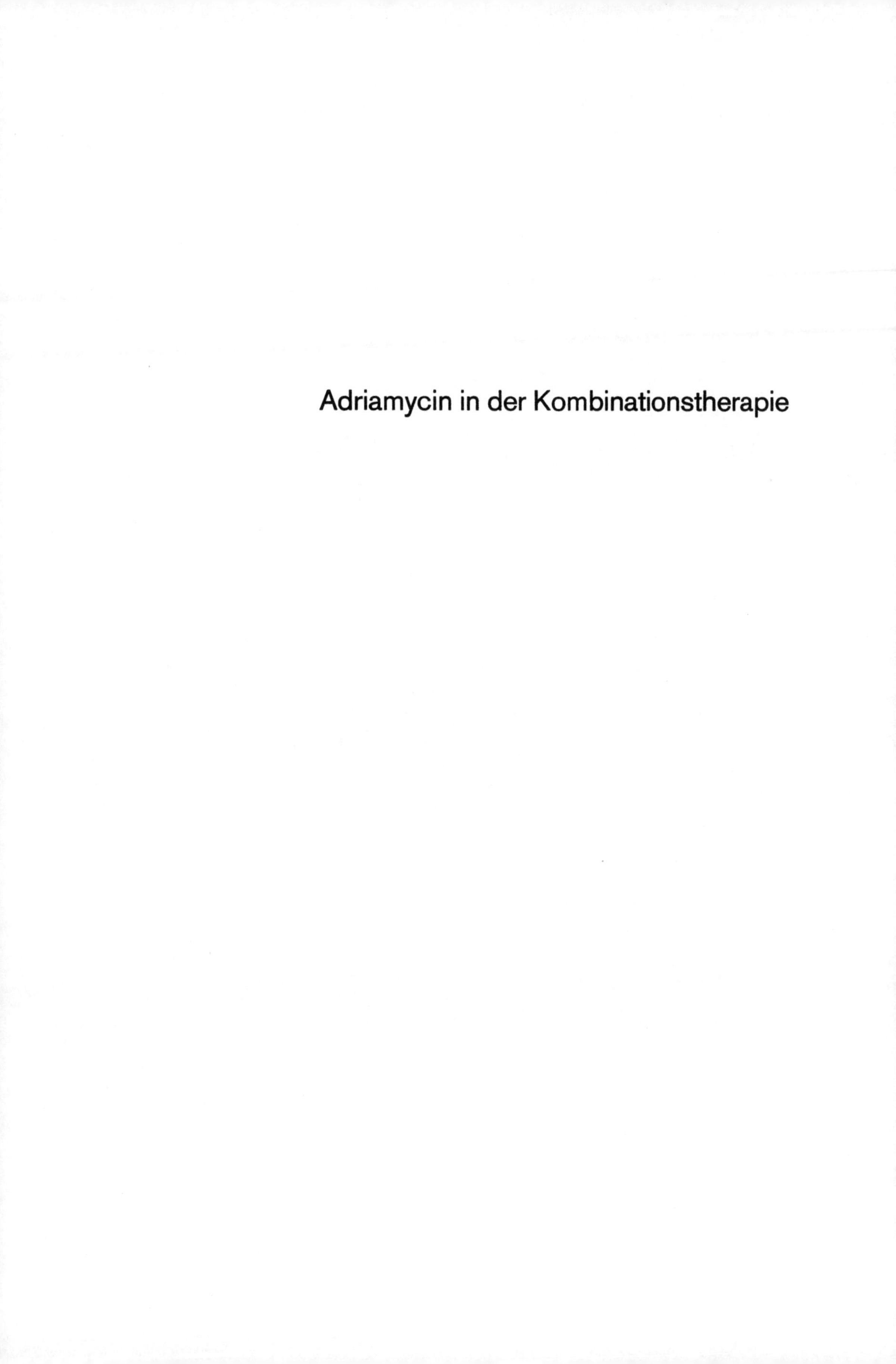

Adriamycin in der Kombinationstherapie

Adriamycin Used in Combination with Conventional Agents in the Treatment of Solid Tumors*

G. Bonadonna, C. Brambilla, E. Bajetta, G. Tancini, M. Gasparini, F. Fossati, and G.M. De Palo

Istituto Nazionale Tumori, Milan, Italy

Introduction

Among the effective agents recently introduced in cancer chemotherapy, the antibiotic adriamycin (ADM) has been shown to play an almost unique role in the treatment of neoplastic diseases. In its initial clinical trials (8), this drug was found to exert therapeutic activity in a considerable number of solid tumors. Subsequent experience in many different centers has substantiated these early findings in large series of patients (5,31,34,40,41). Moreover, a wide range of phase-II studies has shown that ADM is also effective against certain types of neoplastic disease that are usually refractory or poorly responsive to conventional drugs, e.g. osteogenic sarcoma (15), transitional carcinoma of the urinary bladder (34), carcinoma of the thyroid, and carcinoma of the uterine cervix (27,33,34).

Once the optimal dose schedule had been established and toxicologic studies were completed (2,3,17,28,31,34), ADM was gradually introduced into several protocols of combination chemotherapy. There is ample evidence that ADM has stimulated a number of new combinations and new combined treatment modalities (1,6,9,11,15,18,19,25,30,35,36, 37,38,39,42). The experience achieved in this field by the National Tumor Institute, Milan, is briefly reviewed.

Clinical Trials

Patients and Methods

Patients entered into trials had a histologically proven diagnosis of cancer. For patients biopsied elsewhere, slides and/or paraffin blocks were reviewed by members of the Division of Pathology of the Institute.

---

*Supported in part by Contract NO1-CM-33714 with DCT, NCI, NIH.

Whenever possible, histologic diagnosis of metastatic disease was obtained. All patients had one or more measurable parameters for drug evaluation. For this reason, all available clinical and radiological examinations (e.g. chest X-ray, skeletal survey, X-ray of gastrointestinal tract, intravenous urography, pedal lymphangiography, selective arteriography, radioisotopic studies, etc.) were carried out according to histologic diagnosis and to various clinical situations. Bone marrow biopsy, peritoneoscopy and staging laparotomy were carried out in lymphomas (7,9,11). During the drug evaluation period, physical examinations, biochemical tests, X-ray films and scans were periodically repeated. Before treatment, patients had always a performance status greater than 40, and a life expectancy longer than 6 to 8 weeks. Furthermore, with the exception of two studies (a pilot study with ADM plus VCR ± prednisone in breast cancer, and the 5-drug combination MABOP in malignant lymphomas) patients had not previously received chemotherapy.

With the exception of CTX in breast cancer and of CCNU in Ewing's sarcoma, all drugs, including ADM, were administered by rapid intravenous (i.v.) infusion. On the basis of pharmacokinetic and metabolic studies performed in man (2,3), ADM was given according to empirically effective, intermittent, single-dose schedules. In relation to the other drugs included in the combination, three types of dosage schedule were utilized. Whenever possible, a high single dose of 60 to 75 mg/m^2 was given every 3 weeks (breast cancer, non-Hodgkin lymphomas, localized Ewing's sarcoma, osteogenic sarcoma, soft-tissue sarcomas of adults, and carcinoma of uterine cervix). In carcinomas of ovary and testicle as well as in multiple myelomas a low single dose (40 to 50 mg/m^2) of the drug was injected every 3 weeks. In Hodgkin's disease, metastatic Ewing's sarcoma, neuroblastoma, and rhabdomyosarcoma, ADM was administered with other highly myelosuppressive agents twice a month (on day 1 and 8, or on day 1 and 14) at a single dose of 25 mg/m^2.

In all protocols the dose schedule of ADM was designed to avoid the administration of a total dose in excess of 600 mg/m^2 because of the potential risk of cardiomyopathy (17,23,23,28). When bone marrow depression was present, a temporary dose attenuation schedule was carried out for all myelosuppressive agents. The dose adjustment was made on the basis of leukocyte (WBC) and platelet counts carried out on the day of drug administration. There were only few patients in whom the nadir of WBC and platelets was determined and the dosage was modified accordingly.

Criteria of Drug Response

The criteria of drug response employed in our series have been discussed in several publications (8,9). Briefly, complete remission (CR) is defined as the complete disappearance of all signs and symptoms of disease for at least 1 month. In breast cancer with osteolytic metastases, CR includes recalcification of all bone lesions. In stage-IV malignant lymphomas (ABVD and ABP studies) other known sites of organ involvement (e.g. bone marrow and liver) must be negative after a second biopsy. Partial remission (PR) is defined as a reduction of 50 % or more in the product of the two largest perpendicular diameters of all measurable lesions and/or partial recalcification of osteolytic metastases for a minimum of 1 month. Objective improvement is categorized as a reduction of 25 to 50 % in the product of the two largest perpendicular diameters of all measurable lesions but without change in bone metastases.

Antineoplastic Activity by Tumor Type

Breast Cancer

Table 1 summarizes the results of a controlled pilot study in advanced disease (14) undertaken to assess the effectiveness of the combination of ADM plus vincristine (VCR), and to evaluate prednisone (PRED) given in addition to this combination. ADM (40–75 mg/m^2) was injected i.v. on day 1 of each course and repeated at 3-week intervals. VCR was given on days 1 and 8 at the dose of 1.4 mg/m^2, and prednisone at the dose level of 100 mg/m^2 for the first 5 consecutive days. This combination

Table 1. Advanced breast cancer. Response to adriamycin, vincristine ± prednisone

Type of Response	ADM VCR (15 patients)	ADM VCR PRED (21 patients)
None	3	5
Objective Improvement	2	4
Partial	9	10
Complete	1	2
Complete + Partial	10 (66 %)	12 (57 %)
Total no. with response	12 (80 %)	16 (76 %)
Response in soft tissue	9/12 (75 %)	15/20 (75 %)
Partial recalcification	2/5	2/11
Median time to response	4.5 weeks	3.5 weeks
Median duration of response	4.5 months	4.5 months

produced CR plus PR in more than half the patients, but prednisone
was of no value in this particular treatment regimen. Soft-tissue
metastases were the most responsive site of involvement (75 % in
each arm) and 4/16 patients showed partial recalcification of osteolytic lesions. The response rate appears comparable to that achieved
by the Eastern Cooperative Oncology Group (USA) with cyclophosphamide
(CTX), methotrexate (MTX) and fluorouracil (FU)(combination CMF).
Toxic manifestations were within acceptable limits and patients received 81 % of the projected dose of ADM, 84 % of VCR, and 90 % of
prednisone.

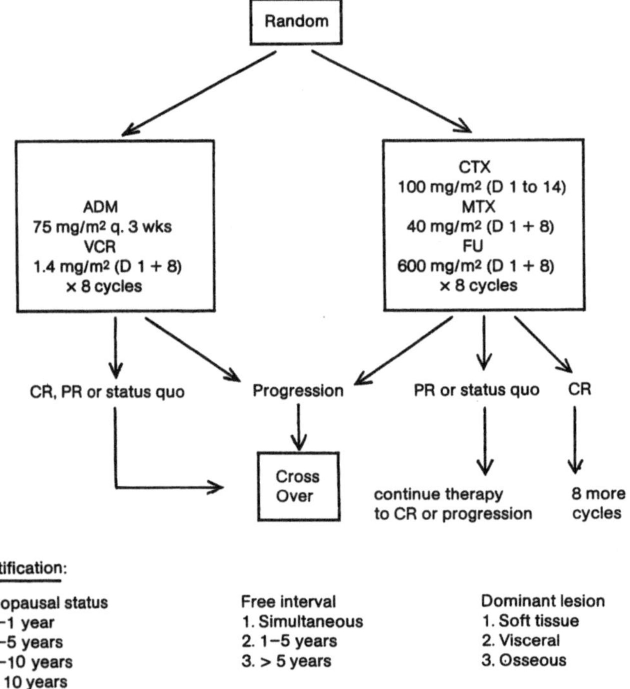

Fig. 1. Schema of controlled study in advanced breast cancer

Fig. 1 presents the schema of the ongoing controlled study in advanced breast cancer, designed on the basis of the results obtained
in the above pilot study. The aim is to compare the therapeutic effects of two different and theoretically non-cross resistant combinations. Patients are randomly allocated to receive either ADM-VCR
or CTX-MTX-FU (CMF). The preliminary therapeutic results are sum-

Table 2. Advanced breast cancer. Preliminary results after primary treatment with adriamycin plus vincristine versus cyclophosphamide, methotrexate and fluorouracil

Combination	No. evaluable	Response			
		CR	CR + PR	Total with response	Median duration (months)
ADM + VCR	39	8 %	38 %	56 %	6.5+* (2–10+)
CTX + MTX + FU	40	8 %	33 %	60 %	2.5+ (1–10+)

* Maintained on CMF after 8 cycles.

marized in Table 2. Both treatments have yielded approximately the same response rate (12). There seems preliminary evidence that the median duration of response is longer in patients started on ADM–VCR and crossed over to CMF after 8 courses to avoid cardiomyopathy, than in those treated with CMF alone. The response evaluated in relation to site of metastatic involvement (Table 3) also failed to reveal any significant difference between the two treatment groups, and confirmed that soft-tissue metastases appear very responsive to combination chemotherapy. About one third of patients with osteolytic metastases showed recalcification. As far as the dominant lesion is concerned, in both groups there was a statistical difference in the number of responses between soft-tissue lesions and visceral plus osseous involvement. After cross-over for relapsing or progressive disease, secondary treatment was less effective than primary therapy. There are not yet sufficient data to permit definite conclusions, although preliminary results indicate absence of cross-resistance between the two treatments. Both treatments are fairly well tolerated and after 8 courses the overall average of optimal dose was as follows: ADM 84 %, VCR 80 %, CTX 79 %, MTX 82 %, FU 82 %.

Table 3. Response in relation to site of metastases

Metastatic site	ADM + VCR				CTX + MTX + FU			
	No.	CR	CR + PR	Total with response	No.	CR	CR + PR	Total with response
Breast	21	5 %	57 %	67 %	23	9 %	48 %	83 %
Skin	27	33 %	55 %	55 %	19	16 %	47 %	58 %
Nodes	14	57 %	79 %	79 %	20	40 %	60 %	85 %
Lung	9	0	11 %	33 %	9	0	33 %	56 %
Pleura	6	17 %	17 %	33 %	5	0	60 %	100 %
Liver	3	0	0	0	5	20 %	20 %	20 %
Bone	13/15*	8 %	31 %	31 %	17/20*	6 %	24 %	24 %

* Number with lytic metastases/total with osseous involvement.

Another ongoing trial deals with combination chemotherapy in breast
cancer with local-regional (T_{3b}-T_4) extension. The outline of this
study is shown in Fig. 2. The main reason for starting this new study

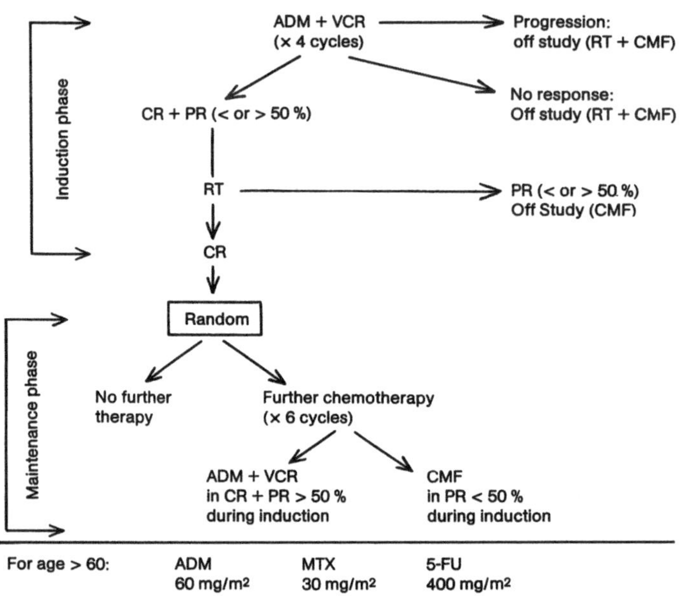

Fig. 2. Outline of study for T3b-T4 breast cancer

was the poor results achieved in the past with conventional treatments.
A review carried out in our Institute on 454 patients treated from
1968 to 1972 by radiotherapy (RT) or by RT followed by radical surgery, showed that the 3-year survival was 46 % and the 5-year survival 28 %, respectively. Furthermore, new manifestations of disease
occurred in 15 % of patients within 6 months after RT and in 36 %
within 12 months. This new controlled adjuvant study was started in
the hope of improving the relapse-free period by sequentially com-
bining chemotherapy with RT. The reason for starting chemotherapy
(ADM plus VCR) was that a number of patients in the series of 454
were showing local-regional and/or distant relapse at the time of irradiation. The preliminary results of the remission-induction phase
of chemotherapy revealed a much higher proportion of CR plus PR (75 %)
in this group of patients with limited disease as compared to the series with disseminated disease given the same type of treatment (38 %).

Malignant Lymphomas

Several studies have been undertaken in the field of malignant lymphomas since 1970. Some of the results have been published elsewhere (7,9,10,11,13,19). The 5-drug regimen called MABOP (mechlorethamine, ADM, bleomycin, VCR, prednisone) was designed to explore the therapeutic effects of ADM and bleomycin in a combination which otherwise was fairly similar to MOPP (mechlorethamine, vincristine, procarbazine, prednisone). The aim of this rather complex protocol was to attempt to treat advanced (Stages IIB-IIIB-III$_S$-IV) malignant lymphomas (Hodgkin's disease and non-Hodgkin lymphoma) by a therapeutic technique (induction, consolidation, maintenance and reinforcement) similar to that successfully used in treating acute lymphoblastic leukemia in children (7,19). In more recent protocols the therapeutic approach is somewhat different (Fig. 3). In both Hodgkin's disease and non-Hodgkin lymphomas two new and theoretically non-cross-resistant combinations were designed and randomly tested with conventional treatments. The principal aim was to develop two effective and independent combinations which could subsequently be used in sequence. In Hodgkin's disease (Stages IIB-IIIB-III$_S$-IV) the quadruple combination ABVD (ADM-BLM-VLB-DTIC = imidazole carboxamide) was tested against MOPP (11) and in non-Hodgkin lymphomas (Stage IV) the triple combination ABP (ADM-BLM-PRED) was tested against CVP (CTX-VCR-PRED)(9). In both trials

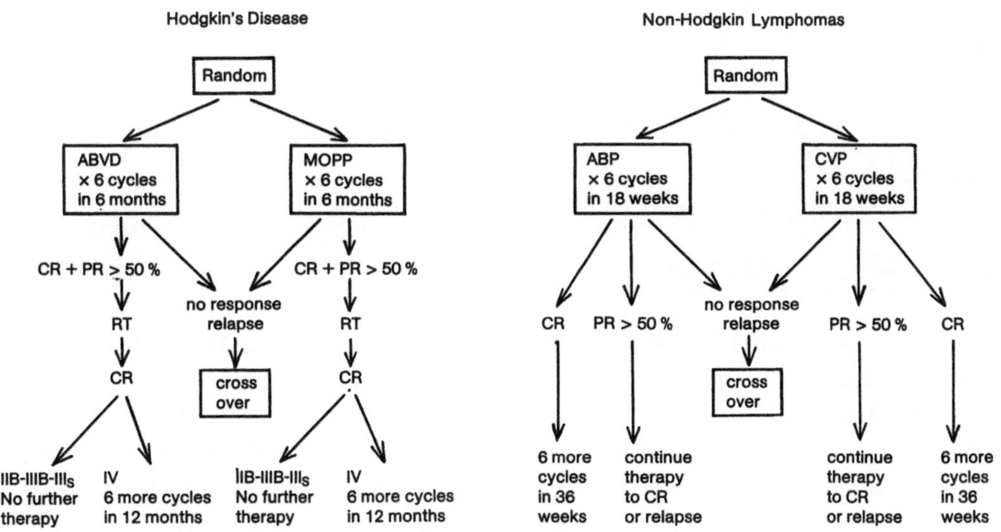

Fig. 3. Schema of controlled studies in advanced Hodgkin's disease and non-Hodgkin lymphomas

patients had not previously received chemotherapy. The results after 6 courses of treatment are shown in Tables 4 and 5. There was no difference in the remission induction achieved with ABVD and MOPP, while MABOP yielded a slightly inferior overall percentage of CR. This was probably due to the number of previously treated patients. In non-Hodgkin lymphomas no statistical difference was found between ABP and CVP. The slightly better results observed with MABOP probably reflect the number of patients with stage II and III disease. There is preliminary evidence of absence of cross-resistance between ABVD and MOPP as well as ABP and CVP (9,11). With all combinations toxicity was within acceptable limits and an average of 87 % of the optimal dose of ADM could be given. Similar results were obtained with other myelosuppressive agents, while BLM, DTIC, and prednisone could be administered up to virtually 100 % of their projected dose.

Table 4. Remission induction in advanced Hodgkin's disease (Stages IIB-IIIB-IIIs-IV)

Drug Combination	No. of patients	Response		Median duration of CR (months)
		CR	CR + PR	
MABOP	56	35 (63 %)	43 (77 %)	17+ (5+−36+)
MOPP	25	19 (76 %)	22 (88 %)	Too early to evaluate
ABVD	20	15 (75 %)	18 (90 %)	Too early to evaluate

Table 5. Remission induction in advanced non-Hodgkin lymphomas

Drug Combination	Stage	Histologic type	No. of patients	Response		Median duration of CR
				CR	CR + PR	
MABOP	II-III-IV	Ly.	18	12 (67 %)	16 (89 %)	20+ (2−28+)
		Hi.	31	17 (55 %)	23 (74 %)	11 (2−32+)
CVP	IV	Ly.	8	4 (50 %)	7 (88 %)	6+ (1+−13+)
		Hi.	14	5 (36 %)	10 (71 %)	7+ (1+−10+)
ABP	IV	Ly.	9	4 (44 %)	8 (89 %)	3.5+ (2.5−5.5+)
		Hi.	13	5 (39 %)	11 (85 %)	4+ (1−10.5+)

Ly.: lymphocytic
Hi.: histiocytic

Solid Tumors of Children

This is an area where chemotherapy with ADM has recently produced some encouraging results (5,15,18,22,35,39,40,42). The new protocols recently designed in our Institute are summarized in Table 6. In Ewing's sarcoma with local disease, adjuvant combination chemotherapy is given for 24 months, and every 4 weeks ADM plus VCR alternates with CTX plus VCR. In presence of local-regional and diffuse disease, a quadruple combination chemotherapy is given in an attempt to achieve

Table 6. Treatment schedules for solid tumors of children

Ewing's Sarcoma	Osteogenic Sarcoma
a) local Radiotherapy to bone involvement (6,000–7,000 Rads) ADM 60 mg/m^2 iv (day 1) VCR 1.4 mg/m^2 iv (day 1 and 8) alternate every 4 weeks for 24 months with CTX 1 mg/m^2 iv (day 1) VCR 1.4 mg/m^2 iv (day 1 and 8)	Radical surgery plus ADM 60 mg/m^2 iv q. 4 weeks to a total of 600 mg/m^2
	Neuroblastoma (stages III and IV)
b) regional and diffuse CTX 400 mg/m^2 iv (day 1 and 14) VCR 1.4 mg/m^2 iv (day 1 and 14) ADM 25 mg/m^2 iv (day 1 and 14) CCNU 70 mg/m^2 po (day 1) Treatment to be repeated on day 29. RT is delivered to loco-regional involvement.	CTX 600 mg/m^2 iv (day 1 and 14) VCR 1.4 mg/m^2 iv (day 1 and 14) ADM 25 mg/m^2 iv (day 1 and 14) DTIC 250 mg/m^2 iv (day 1 to 3) Treatment to be repeated on day 29
	Rabdomyosarcoma
	a) local Surgery + Radiotherapy CTX-VCR-ADM-DTIC for 24 months (same schedule as in neuroblastoma) b) regional CTX-VCR-ADM-DTIC RT to loco-regional involvement

a higher percent of long-term CR than has been obtained in the past with single-agent chemotherapy. In osteogenic sarcoma, radical surgery is followed by the administration of ADM alone. The preliminary results with adjuvant chemotherapy were promising but did not show definite evidence that combination chemotherapy was superior to ADM alone in influencing the duration of the free interval.(18,39,42). In advanced neuroblastoma the new combination approach includes DTIC on the basis of recent observations by FINKELSTEIN et al. (21) showing that this drug can also be useful in this disease. The same applies to local and local-regional rhabdomyosarcoma. There is recent evidence that in advanced sarcomas the combination CTX-VCR-ADM-DTIC was superior to ADM-DTIC and to ADM-DTIC-VCR (26). The usefulness of the triple combination CTX-VCR-ADM in stage IV neuroblastoma was recently reported by our group (22). Table 7 shows the response in re-

Table 7. Advanced neuroblastoma (Stage IV). Therapeutic effects of CTX-VCR-ADM in 19 consecutively untreated children. Response is related to site of lesions

Tumor Site	No. patients	None	Objective improvement	PR	CR	Overall regression
Thorax	2	1	1			50 %
Abdomen	12	4	1	6	1	66 %
Bone	12	12*				0
Bone marrow	3	1			2	66 %
Lymph nodes	13	8	2	1	2	38 %
Skin	2			1	1	0
Lung	2	2				0
Liver	1	1				0

* Absence of recalcification

lation to tumor site. It is worthy of note that, despite the considerable overall regression rate, recalcification of lytic lesions was not obtained. The analysis of survival revealed that responders had a median survival of 17.5+ months as compared to nonresponders (5 months).

Carcinoma of Uterine Cervix

In a previous controlled study BLM and MTX produced an overall response rate of 26 % and 25 %, respectively, without any significant difference in the quality of response as between the two drugs administered in primary or secondary therapy (20).

Fig. 4 presents our latest protocol for advanced epidermoid carcinoma of uterine cervix. ADM was included in one of the combinations because it was found to produce some objective response in this disease (5,34). After 6 courses of treatment, if no consistent response is obtained, cross-over is carried out. The preliminary results seem to indicate a better response rate with ADM-BLM than with CTX-VCR (33). We plan to use both combinations in sequence in future studies.

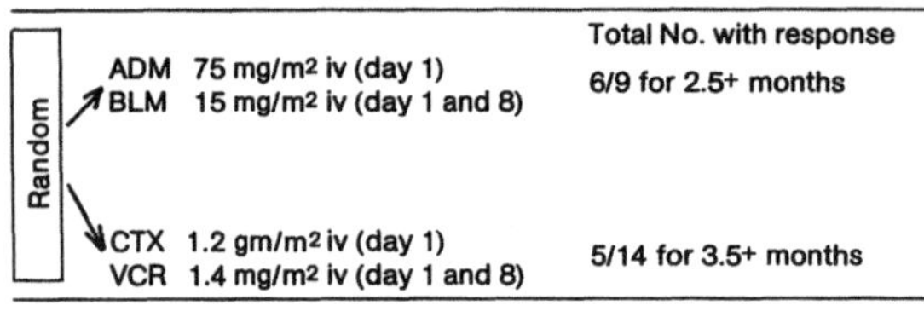

Both treatments are repeated on day 21

Fig. 4. Advanced carcinoma of uterine cervix. Dose schedule and preliminary results of a controlled study (ADM + BLM vs. CTX + VCR)

Soft-Tissue Sarcomas

The studies of GOTTLIEB et al. have emphasized the activity of the combination of ADM plus DTIC in all types of sarcomas (25). More recently, VCR and CTX were added to this combination with improved results (26). In our study (Fig. 5) ADM-DTIC is randomly tested against the triple combination CTX-VCR-MTX (CVM) with cross-over on progression. Preliminary results in 21 patients indicate that CVM produced an overall response rate of 47 % as compared to 71 % achieved with ADM-DTIC.

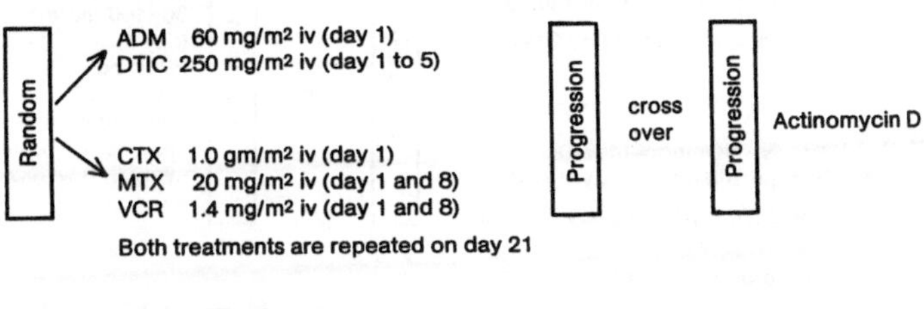

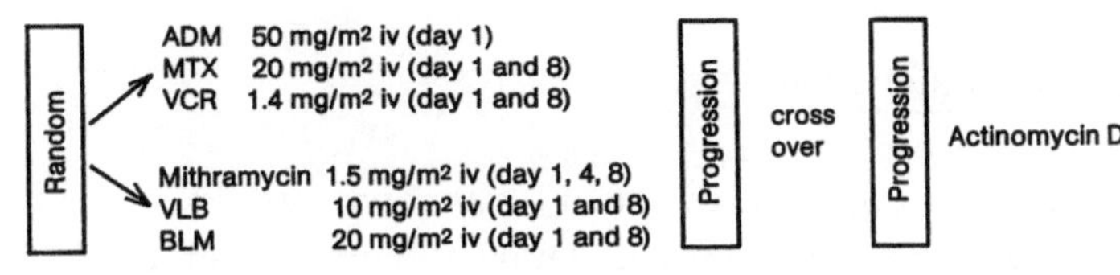

Fig. 5 Outline of protocols for advanced soft tissue sarcomas and embryonal carcinoma of testicle

Carcinoma of Testicle

During a phase-II study ADM was found to exert some therapeutic activity in metastatic embryonal carcinoma of testicle (32). For this reason, two independent combinations were developed (Fig. 5). ADM is given in association with MTX and VCR, while mithramycin is combined with VLB and BLM. The association of these two drugs was found effective by other authors (4). At the time of writing, there are not sufficient data to provide meaningful results. However, it can be stated that the most promising results are being observed in the combination that includes ADM.

Multiple Myeloma

During phase-II studies ADM was found to be effective in 30 to 40 % of patients with multiple myeloma (8). For this reason, two independent non-cross resistant combinations were designed for this disease, too (Fig. 6). The control arm includes the triple combination successfully evaluated in the USA. Not enough patients have been treated so far to provide reliable results.

138

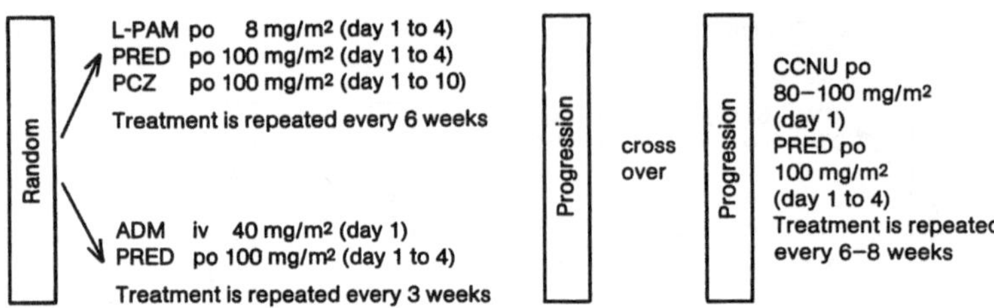

Fig. 6. Outline of protocol for multiple myeloma

Ovarian Carcinoma

A phase-II controlled study carried out in our Institute on advanced
ovarian carcinoma showed that ADM produced a 56 % response rate as
compared to 39 % after melphalan (L-PAM). No cross-resistance was
observed between these two agents. Fig. 7 outlines the new treatment
study. ADM is here combined with L-PAM to see if there is an additive
therapeutic effect over L-PAM alone in untreated stages III and IV.
On progression CTX-MTX-FU (CMF) is given. This treatment will be
started in June 1974.

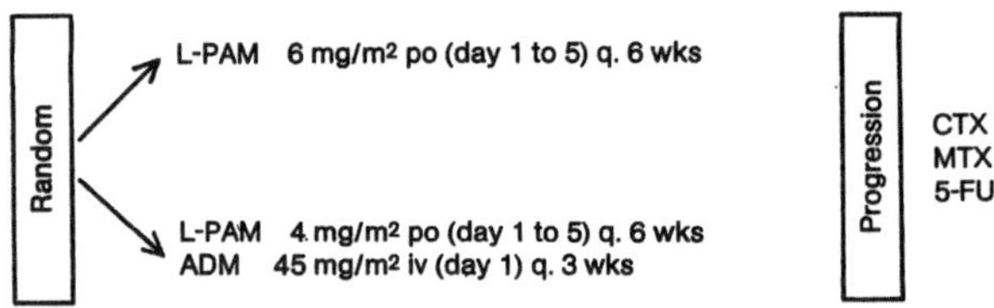

Fig. 7. Outline of treatment study for advanced ovarian
adenocarcinoma

Comment

A mass of clinical data is being generated throughout the world on
the therapeutic effects of adriamycin. Phase-II studies have proved
that this new drug is effective in acute leukemias and especially in
a large variety of solid tumors (5,8,29,34,40). For this reason, ADM
has recently been included in a number of new combinations as well
as in combined therapy approaches.

During the past 4 years our group has developed new combinations with
ADM for practically all major forms of solid tumors of adults and

children. The guiding principle of these studies for advanced disease
was to develop, through controlled trials, independent non-cross-resistant combinations which could subsequently be tried in sequence
in order to achieve a better control of neoplastic disease. Although
most of these studies are still at an early stage, it appears that
in Hodgkin and non-Hodgkin lymphomas, in breast cancer and in ovarian
carcinomas the treatment arm including ADM is as effective as the
conventional treatment regimen against which the new therapy was
tested (MOPP, CVP, CMF and L-PAM, respectively). In local or local-
regional disease (e.g. osteogenic sarcoma, Ewing's sarcoma, rhabdomyosarcoma and T_{3b}-T_4 breast cancer) ADM is administered either alone or
in combination as adjuvant treatment for a prolonged period of time
to a total dose of 550 to 600 mg/m^2 to exclude the potential risk of
cardiomyopathy.

In all adequately tested treatment regimens, toxicity in general was
found acceptable, especially in terms of myelosuppression. Empirically
intermittent high doses of both ADM and conventional agents were com-
patible with the administration of most of the projected dose over 6
to 8 courses. In particular, no patients showed symptoms and signs of
cardiomyopathy. This indicates that the dose reduction required for
combination chemotherapy allows effective doses of ADM to be given for
a longer period of time than in single-agent chemotherapy. Therefore,
ADM was introduced into combined-therapy approaches where adjuvant
combination chemotherapy is usually planned for one to two years.

In conclusion, during the past 4 years several clinical investigations have demonstrated the usefulness of ADM in solid tumors. In some
forms of neoplastic disease (e.g. breast cancer, histiocytic lymphoma,
osteogenic sarcoma, Ewing's sarcoma, carcinoma of urinary bladder, and
thyroid cancer) ADM appears to be the most effective single agent.
Moreover, in the major forms of solid tumors (e.g. Hodgkin's disease,
breast cancer, soft-tissue sarcoma, ovarian carcinoma) the therapeutic
efficacy of this new compound is competitive with that of most effective conventional agents. Since many recent studies have shown that
combination chemotherapy has substantially improved the percentage
of complete plus partial remissions, it is reasonable to expect that
in the near future the more extensive use of ADM in combined-therapy
modalities for limited disease will further improve the control of
susceptible forms of neoplastic disease.

Summary

Since completion of phase II studies, adriamycin (ADM) has been included in different types of combinations to treat various forms of
solid tumors. All combinations were administered in cyclic fashion.
They were well tolerated and virtually all patients were treated and
managed on an outpatient basis.

The most useful combinations were those designed for breast cancer
(ADM plus VCR), Hodgkin's disease (HN2-ADM-BLM-VCR-Prednisone and
ADM-BLM-VLB-DTIC) non Hodgkin lymphomas (HN2-ADM-BLM-VCR-Prednisone
and ADM-BLM-Prednisone), and neuroblastoma (ADM-CTX-VCR). Response
rates and median duration of response are reported here.

Other ongoing controlled studies at the Istituto Nazionale Tumori in
Milan include combination chemotherapy with ADM for testicular carcinomas (ADM-MTX-VCR), soft-tissue sarcomas (ADM plus DTIC), multiple
myeloma (ADM plus Prednisone), carcinoma of uterine cervix (ADM plus
BLM) and ovarian carcinoma (ADM plus melphalan).

R e f e r e n c e s
---

1. AHMANN, D., BISEL, H., HAHN, R.G.:
   Phase II evaluation of adriamycin (NSC 123127) as treatment for
   disseminated breast cancer.
   Proc.Amer.Assoc.Cancer Res. 15, 63 (1974).

2. BENJAMIN, R.S., RIGGS, C.E. Jr. and BACHUR, N.R.:
   The pharmacokinetics and metabolisms of adriamycin in man.
   Clin.Ther. 14, 592 (1973).

3. BENJAMIN, R.S., WIERNIK, P.H. and BACHUR, N.R.:
   Adriamycin chemotherapy. Efficacy, safety and pharmacologic
   basis of an intermittent single high-dosage schedule.
   Cancer 33, 19 (1974).

4. BLUM, R.H., ACRE, K., CARTER, S.K.:
   A clinical review of bleomycin. A new antineoplastic agent.
   Cancer 31, 904 (1973).

5. BLUM, R.H. and CARTER, S.K.:
   Review of Adriamycin, a new anticancer drug with significant
   clinical activity.
   Ann.Int.Med. 80, 249 (1974).

6. BLUMENSCHEIN, G., GARDENAS, J., FREIREICH, E., GOTTLIEB, J.:
   FAC chemotherapy for breast cancer.
   Proc.Amer.Soc.Clin.Oncology 15, 193 (1974).

7. BONADONNA, G., DE LENA, M., MONFARDINI, S., BAJETTA, E. and
   ·TANCINI, G.:
   Intensive treatment with chemotherapy and radiotherapy for
   Hodgkin's disease. In: Thyroid tumors, Lymphomas, Granulocytic
   Leukemia (Fiorentino, A., Vangelista, M. and Grigoletto, E. Eds),
   pp. 155–175.
   Proc. of the II Padua Seminar on Clinical Oncology.
   Piccin Medical Books 1972.

8. BONADONNA, G., MONFARDINI, S., DE LENA, M., FOSSATI BELLANI, F.
   and BERETTA, G.:
   Clinical trials with adriamycin. Results of a three-year study.
   In: International Symposium on Adriamycin, pp. 139–152.
   Springer Verlag: Berlin-Heidelberg-New York 1972.

9. BONADONNA, G., DE LENA, M., LATTUADA, A., MILANI, F., MONFÀRDINI,
   S. and BERETTA, G.:
   Combination chemotherapy and radiotherapy in non-Hodgkin's
   lymphomas. Brit.J.Cancer, 1974 (in press).

10. BONADONNA, G. and MONFARDINI, S.:
    Chemotherapy of non-Hodgkin's lymphomas.
    Cancer Treatment Reviews, 1974 (in press).

11. BONADONNA, G., ZUCALI, R., MONFARDINI, S., DE LENA, M. and
    USLENGHI, C.:
    Combination chemotherapy of Hodgkin's disease with adriamycin,
    bleomycin, vinblastine and imidazole carboxamide.
    Proc.Amer.Ass.Cancer Res. $\underline{15}$, 90 (1974).

12. BONADONNA, G., BRAMBILLA, C., DE LENA, M. and VERONESI, U.:
    Controlled studies with multiple drug combination in advanced
    breast cancer.
    Proc.Amer.Soc.Clin.Oncology $\underline{15}$, 176 (1974).

13. BONADONNA, G., DE LENA, M., MONFARDINI, S., BERETTA, G. and
    VALAGUSSA, P.:
    Combination chemotherapy with adriamycin in malignant lymphomas.
    In: Adriamycin Review (M.Staquet et al. Eds.) Gand, Belgium:
    European Press-Medikon 1974.

14. BRAMBILLA, C., DE LENA, M. and BONADONNA, G.:
    Combination chemotherapy with adriamycin (NSC-123127) in
    metastatic mammary carcinoma.
    Cancer Chemoth. Rep. $\underline{58}$, 27 (1974).

15. CARTER, S.K. and BLUM, R.H.:
    The integration of adriamycin into combined therapy approaches.
    In: Adriamycin Review (M.Staquet et al. Eds.) Gand, Belgium:
    European Press-Medikon 1974.

16. CORTES, E.P., HOLLAND, J.J. et al.:
    Doxorubicin in disseminated osteosarcoma. JAMA $\underline{221}$, 1132 (1972).

17. CORTES, E.P., LUTMAN, G., WANKA, J., PICKREN, J. and HOLLAND,J.E.:
    Adriamycin cardiotoxicity in adults with cancer.
    Clin.Res. $\underline{21}$, 412 (1973).

18. CORTES, E., HOLLAND, J., WANG, J. et al.:
    Adriamycin and amputation in primary osteogenic sarcoma.
    Proc.Amer.Soc.Clin.Oncology $\underline{15}$, 170 (1974).

19. DE LENA, M., MONFARDINI, S., BERETTA, G., FOSSATI BELLANI, F.
    and BONADONNA, G.:
    Clinical trials with intensive chemotherapy and radiotherapy
    in Hodgkin's disease. In International Symposium on Hodgkin's
    disease, pp. 403-420. National Cancer Institute Monograph 36, 1973.

20. DE PALO, G.M., BAJETTA, E., LUCIANI, L., MUSUMECI, R., DI RE, F.
    and BONADONNA, G.:
    Methotrexate (NSC-740) and bleomycin (NSC-125066) in the treat-
    ment of advanced epidermoid carcinoma of uterine cervix.
    Cancer Chemother. Rep. 57, 429 (1973).

21. FINKELSTEIN, J.Z., LEIKIN, S., EVANS, A., KLEMPERER, M.,
    BERNSTEIN, I., HITTLE, R., HAMMOND, G.D.:
    Combination chemotherapy for metastatic neuroblastoma.
    Proc.Amer.Assoc.Cancer Res. 15, 44 (1974).

22. GASPARINI, M., FOSSATI BELLANI, F., MUSUMECI, R. and BONADONNA,G.:
    Response and survival of patients with metastatic neuroblastoma
    after combination chemotherapy with adriamycin (NSC-123127),
    cyclophosphamide (NSC-26271), and vincristine (NSC-67574).
    Cancer Chemother. Rep. 58, 37 (1974).

23. GILLADOGA, A.C., TAN, C., WOLLNER, N. et al.:
    Adriamycin cardiomyopathy: diagnosis and management, case
    reports. Proc.Am.Assoc.Cancer Res. 14, 95 (1973).

24. GILLADOGA, A.C., TAN, C., PHILIPS, S. et al.:
    Cardiac status of 40 children receiving adriamycin (adr) over
    495 mgs/m^2 and animal studies.
    Proc.Am.Assoc.Cancer Res. 15, 197 (1974).

25. GOTTLIEB, J.A., BAKER, L.H., QUAGLIANA, J.M. et al.:
    Chemotherapy of sarcomas with a combination of adriamycin and
    dimethyl triazeno imidazole carboxamide.
    Cancer 30, 1632 (1972).

26. GOTTLIEB, J., BODEY, G., SINKOVICS, J. et al.:
    An effective new 4-drug combination (CY-VA-DIC) for metastatic
    sarcomas.
    Proc.Amer.Soc.Clin.Oncology 15, 162 (1974).

27. GOTTLIEB, J.A. and HILL, C.S.Jr.:
    Chemotherapy of thyroid cancer with adriamycin.
    Experience with 30 patients.
    New Engl. J. Med. 290, 193 (1974).

28. LEFRAK, E.A., PITHA, J., ROSENHEIM, S. and GOTTLIEB, J.A.:
    A clinico-pathologic analysis of adriamycin cardiotoxicity.
    Cancer 32, 302 (1973).

29. McCREDIE, K., BODEY, G., GUTTERMAN, J. et al.:
    Sequential adriamycin-ara-C (A-OAP) for remission induction (RI)
    of adult acute leukemia (AAL).
    Proc.Amer.Assoc.Cancer Res. 15, 62 (1974).

30. McKELVEY, E.M., GOTTLIEB, J.A., COLTMAN, C.A. and WILSON, H.E.:
    Treatment of non-Hodgkin's lymphoma with hydroxydaunomycin
    (adriamycin) combination chemotherapy.
    Proc.Am.Assoc.Cancer Res. 15, 184 (1974).

31. MIDDLEMAN, E. LUCE, J.K. and FREI, E. III:
Clinical trials with adriamycin.
Cancer 28, 844 (1970).

32. MONFARDINI, S., BAJETTA, E., MUSUMECI, R. and BONADONNA, G.:
Clinical use of adriamycin in advanced testicular cancer.
J. Urol. 108, 293 (1972).

33. MONFARDINI, S., DE PALO, G.M., BAJETTA, E. and VERONESI, U.:
Adriamycin plus bleomycin versus cyclophosphamide plus vincristine
in advanced carcinoma of the cervix.
Proc.Am.Assoc.Cancer Res. 15, 91 (1974).

34. O'BRYAN, R.M., LUCE, J.K., TALLEY, R.W., GOTTLIEB, J.A., BAKER,
L.H. and BONADONNA, G.:
Phase II evaluation of adriamycin in human neoplasia.
Cancer 32, 1 (1973).

35. OLDHAM, POMERY, T.C.:
Treatment of Ewing's sarcoma with adriamycin (NSC-123127).
Cancer Chemother. Rep. 56, 635 (1972).

36. ROSNER, D., DAO, T., HORTON, J. et al.:
Randomized study of adriamycin (ADM) vs. combined therapy (FCP)
vs. adrenalectomy (ADX) in breast cancer.
Proc.Amer.Assoc.Cancer Res. 15, 63 (1974).

37. SALMON, S., JONES, S.:
Chemotherapy of advanced breast cancer with a combination of
adriamycin and cyclophosphamide.
Proc.Amer.Assoc.Cancer Res. 15, 90 (1974).

38. SKARIN, Ad., ROSENTHAL, D., MOLONEY, W. and FREI, E. III:
Treatment of advanced non-Hodgkin's lymphoma (NHL) with bleomycin
(B), adriamycin (A), cyclophosphamide (C), voncristine (O) and
prednisone (P)(BACOP).
Proc.Am.Assoc.Cancer Res. 15, 133 (1974).

39. SUTON, W., SULLIVAN, P., FERNBACH, D.:
Adjuvant chemotherapy in primary treatment of osteogenic sarcoma.
Proc.Amer.Assoc.Cancer Res. 15, 20 (1974).

40. TAN, C., ETCUBANAS, E., WOLLNER, N. et al.:
Adriamycin, an antitumor antibiotic in the treatment of
neoplastic disease.
Cancer 32, 9 (1973).

41. WANG, J., CORTES, E., SINKS, L. and Holland, J.F.:
Therapeutic effect and toxicity of adriamycin in patients with
neoplastic disease.
Cancer 28, 837 (1971).

42. WILBUR, J., ETCUBANAS, E., LONG, T. et al.:
4-drug therapy and irradiation in primary and metastatic
osteogenic sarcoma.
Proc.Amer.Soc.Clin.Oncology 15, 188 (1974).

Adriamycin in der Kombinationschemotherapie metastasierender Mamma- und Bronchus-Carcinome: Erfahrungen der SAKK

W.F. Jungi, P. Alberto, H.J. Senn und Schweizerische Arbeitsgruppe für Klinische Krebsforschung (SAKK)

Abteilung Onkologie-Hämatologie, Medizinische Klinik C, Kantonsspital, St. Gallen, Schweiz

Adriamycin wurde im Jahre 1969 – nach erfolgversprechenden Tierversuchen – erstmals therapeutisch bei menschlichen Tumoren eingesetzt. Bereits aus den ersten veröffentlichten Behandlungsresultaten, vor allem von BONADONNA und Mitarb. (2,3) geht hervor, dass das Tumorspektrum wesentlich weiter ist als bei seinem nahen Verwandten Daunomycin. Adriamycin hat insbesondere seine Wirksamkeit bei einer ganzen Reihe solider Tumoren des Menschen erwiesen. Gerade bei diesen Malignomen besteht nach wie vor ein grosser Bedarf an neuen, cytostatisch wirksamen Substanzen zur Ergänzung oder zum Ersatz bereits eingeführter Cytostatica. Die Schweizerische Arbeitsgruppe für klinische Krebsforschung führt seit 1965 gemeinsame kontrollierte, randomisierte Studien durch. Sie ist vor allem aktiv in der Prüfung cytostatischer Behandlungsmöglichkeiten solider Tumoren des Erwachsenen, im speziellen von metastasierenden Mamma- und Bronchus-Carcinomen. Damit war das Interesse unserer Gruppe an Adriamycin a priori gegeben.

Adriamycin stand einzelnen Mitgliedern der Schweizerischen Arbeitsgruppe ab 1969 zur Verfügung. Als erster berichtete 1971 OBRECHT über Therapieerfolge bei akuten Leukämien, malignen Lymphomen und einzelnen soliden Tumoren (7). Anfang 1972 legten JUNGI, SENN und Mitarb. ihre Ergebnisse vor. Wir haben damals auf die guten Erfolge mit Adriamycin/Vincristin/Prednison in der Behandlung metastasierender Weichteilsarkome und maligner Lymphome, aber auch metastasierender Ovarial- und Brustkrebse hingewiesen (6).

Auf Grund dieser Erfahrungen begann die ganze Schweizerische Arbeitsgruppe 1972 eine erste Studie, in der in randomisierter Weise Adriamycin allein mit der eben erwähnten Kombination Adriamycin/Vincristin/Corticosteroide verglichen wurde (Protokoll 23/72, Studienleiter PD Dr.H.J. SENN). Zieltumoren waren einerseits metastasierende oder rezidivierende, inoperable Weichteilsarkome, andererseits metastasierende, nach Standardtherapie rezidivierende, sogen. "ausbehandelte" Mamma-Carcinome. Im Rahmen dieser Mitteilung wird nur über die Resultate bei Mamma-Carcinomen berichtet. Für die Ergebnisse bei Weichteilsarkomen sei auf den Beitrag von SENN im gleichen Band verwiesen.

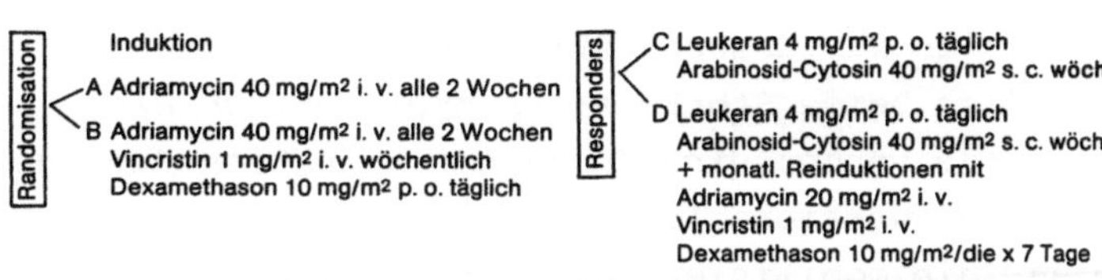

Abb. 1. SAKK-Studie 23/72. Metastasierende Weichteilsarkome und Mammakarzinome

Der Aufbau der Studie mit den Dosierungen der einzelnen Medikamente ist in Abb. 1 festgehalten. Die Auswahl der verwendeten Cytostatica erfolgte mit Rücksicht auf die Situation, dass unsere Patientinnen die meisten bei Mamma-Carcinom üblicherweise eingesetzten Cytostatica bereits früher erhalten hatten und ihr Tumor darauf nicht mehr ansprach.

Tab. 1. SAKK-Studie 23/72. Metastasierendes Mammakarzinom. Therapieresultate

	auswertbare Fälle	CR	PR	NC	P
A Adriamycin allein	4	0	2	2	0
B Adriamycin/Vincristin/Dexa-methason	8	0	2	2	4

Die Ergebnisse der Studie 23/72 sind in der Tabelle 1 zusammengestellt. Die Zahl der Patientinnen ist klein; dazu sind einige Fälle nicht auswertbar, so dass nur beschränkte Schlussfolgerungen gezogen werden können. Das Ausmass der erreichten Partialremissionen war in beiden Armen gering, meist unter 50 %, ihre Dauer kurz. Die Zugabe von Vincristin und Corticosteroiden zu Adriamycin scheint die Anti-Tumorwirkung nicht zu steigern, führt dagegen zu vermehrter Toxicität (Haarausfall, Neurotoxicität). Die Studie wurde wegen ungenügender Beteiligung und unbefriedigenden Resultaten 1973 abgebrochen.

Als Vorbereitung auf eine neue Studie beim gleichen Tumor haben wir am Onkologie-Zentrum St.Gallen Ende 1973 eine Pilot-Studie begonnen. Wir prüfen die Kombination von Adriamycin mit dem Nitrosoharnstoff-Derivat CCNU (1 -(2-chloräthyl-)3-cyclohexyl-1-nitrosourea). Dosen und Zeitplan sind aus Abb. 2 ersichtlich. Gründe für die Wahl gerade dieser beiden Cytostatica waren einerseits die Neuheit dieser Substanzen für die multipel vorbehandelten Patientinnen, andererseits ihre in ihrem zeitlichen Ablauf verschiedene Wirkungsweise. Adriamycin hat eine akute, CCNU eine ausgesprochen protrahierte Toxicität. Ungünstig

wirkt sich für unsere Patientinnen mit kompromittiertem Knochenmark
aus, dass beide Stoffe stark myelotoxisch sind. Bei allen Patientinnen wurde vorher eine Knochenmarkpunktion durchgeführt, bei einigen
auch ein funktioneller Knochenmarktest mit Etiocholanolon, um Hinwei-
se auf die mobilisierfähige Knochenmarkreserve zu erhalten. Angesichts
der bei allen unseren Patientinnen eingeschränkten Knochenmarkreserven
haben wir bewusst <u>kleine Dosen</u> gewählt. Wir hoffen damit den Behand-
lungsrhythmus einhalten und die Behandlungsperiode verlängern zu können.

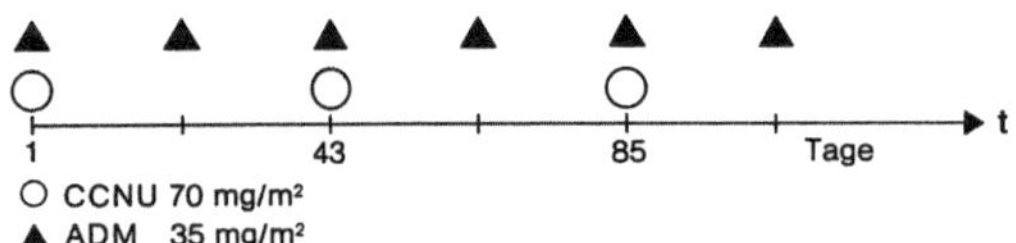

**Abb. 2. Adriamycin/CCNU bei metastasierendem Mammakarzinom.
Dosierung und Zeitplan**

Bisher wurden 14 Patientinnen mit der Kombination Adriamycin/CCNU behandelt, zur Zeit sind erst 7 auswertbar (vgl. Tab. 2). 3 Patientinnen
zeigten sehr eindrückliche Partialremissionen von visceralen und Weich-
teilmetastasen, eine weitere Patientin gab völliges Verschwinden von
Skelettschmerzen bei divergentem radiologischem Verhalten von Skelett-
metastasen an. Bei einer Patientin sind Lymphknoten- und Hautmetasta-
sen während mehr als einem Jahr vollständig verschwunden. Diese sehr
präliminären Behandlungsresultate in einem prognostisch äusserst un-
günstigen Patientengut sind beachtlich. Unter den noch nicht auswertbaren Fällen befinden sich weitere Teilremissionen. Wir haben die er-
fahrungsgemäss zu erwartenden Nebenwirkungen beobachtet: weitgehende,
aber reversible Alopecie, starke Myelosuppression, wobei die Leukocyten tiefer absinken als die Thrombocyten, und – weniger häufig – Sto-

**Tab. 2. Pilot-Studie. Adriamycin/CCNU beim metastasierenden Mammakarzinom
Vorläufige Resultate**

Fälle						
total	auswertbar	CR	PR	NC	IMP	P
14	7	0	3	0	1	3

CR = Vollremission; PR = Teilremission; NC = stationäres Tumorverhalten; IMP = subjektive Verbesserung ohne objektive Remission; P = Tumorprogression

matitis und Nausea/Erbrechen. Wir haben eine auf Adriamycin zurückzu-
führende Kardiopathie beobachtet, die sich nach Absetzen des Adriamycin (Totaldosis 280 mg) zurückgebildet hat. Bedeutungsvoll erscheint
die Beobachtung, dass die 3 Partialremissionen bei nur mässiger Kno-
chenmarktoxicität (Nadir der Leukocyten 2'100, der Thrombocyten 87'ooo)
erzielt wurden. Dagegen traten bei 2 unter Adriamycin/CCNU progredien-
ten Fällen – beide mit massiver carcinomatöser Skelettinfiltration –
schwere Granulocytopenien auf, die vorübergehende Isolierung und Abbruch der Behandlung notwendig machten. Es scheint, dass beim Mamma-
Carcinom gute Teilremissionen auch bei weniger intensiver Chemotherapie erzielt werden können. Diese Resultate werden die Grundlage für
eine neue Gesamtschweizerische Studie bilden.

Die zweite Studie der SAKK mit Adriamycin (Protokoll 152/72, Studienleiter PD Dr. P. ALBERTO) wurde bei Patienten mit metastasierendem
Bronchus-Carcinom durchgeführt. Die Schweizerische Gruppe hatte in
vorherigen Studien (15/68-70) mit einer Kombination Cyclophosphamid/
Methotrexat/Vincristin/Procarbazin Remissionsraten von ungefähr 45 %
bei diesen Carcinomen erzielt (1). Die kleinzelligen Bronchuscarcinome
sprachen am besten an. Remissionsdauer und Überlebenszeit waren sehr
kurz (wenige Monate). Offensichtlich war unsere Chemotherapie sowohl
im Ausmass wie in der Nachhaltigkeit zu wenig effektiv, um eine relevante Verlängerung der Überlebenszeit zu bewirken. Grundkonzept für
die hier vorgestellte Studie ist eine 1969 von SCHABEL aufgestellte
Hypothese (9). Danach soll es beim alternierenden Einsatz zellcyclus-
unspezifischer und cyclusspezifischer Cytostatica gelingen, mehr Tumorzellen zu erreichen und zu zerstören, als dies bei Anwendung von nur
einer der beiden Varianten möglich ist. Wenn zuerst in hoher Dosis
cyclus-unabhängige Cytostatica gegeben werden und anschliessend cyclus-abhängige und cyclus-unabhängig wirkende Substanzen alterniert
werden, soll es möglich sein, die Tumorzellzahl nachhaltig zu reduzieren und damit die Voraussetzung für eine lange Remission zu schaf-
fen. Der Aufbau unserer Studie ergibt sich aus Abb.3. Der Arm A wurde
auf SCHABEL's Hypothese aufgebaut. Als cyclus-unspezifische Substanzen werden Adriamycin (30 mg/m^2/die i.v.), Procarbazin (70 mg/m^2/die
p.o.) und Endoxan (70 mg/m^2/die p.o.), als cyclus-abhängige Oncovin
(1,2 mg/m^2), Methotrexat (25 mg/m^2 i.v.) und Hydroxyurea (1 g/m^2)
3 x wöchentlich p.o.) verwendet. CCNU (70 mg/m^2 p.o.) nimmt in dieser Hinsicht eine Zwischenstellung ein. Die Behandlung erfolgt in 3
Etappen. Eine 8 Wochen dauernde Induktion, eine 2 x 8 Wochen dauernde
Konsolidation und eine anschliessende Erhaltungstherapie für die Re-

sponders. Der Arm B entspricht der oben erwähnten, erfolgreich geprüf-
ten "Schweizer Kombination".

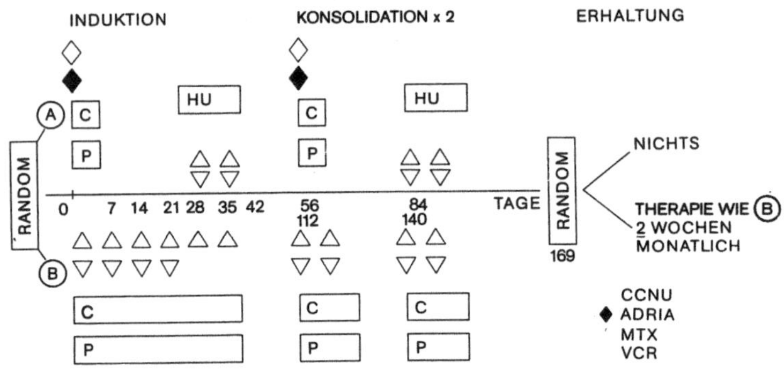

Abb. 3. SAKK-Studie 152/72. Metastasierendes Bronchuskarzinom. Studienaufbau.
ADRIA = Adriamycin (Adriblastin); C = Cyclophosphamid (Endoxan); P = Procarbazin
(Natulan); HU = Hydroxyurea (Litalir); VCR = Vincristin (Oncovin); MTX = Methotrexate;
CCNU = Chloräthyl-Zyklohexyl-Nitroso-Harnstoff (Für Dosierung und nähere Angaben
vgl. Text)

Obwohl die Studie noch nicht abgeschlossen ist, lassen sich aufgrund
der Zwischenresultate per 1. April (Tab.3+4) einige Schlussfolgerungen ziehen: Die Remissionsraten sind in beiden Armen gleich, sie liegen um 40 %. Erwartungsgemäss sprechen kleinzellige, sog. oat-cell-
Carcinome sowohl auf die Siebner- wie die Viererkombination am besten

Tab. 3. SAKK-Studie 152/72. Metastasierendes Bronchuskarzinom
Vorläufige Therapieresultate per 1.4.74

	Fälle total	auswertbar	CR		PR	NC	P
Arm A	67	58	4		18	15	21
7 Zystostatika				38 %			
Arm B	49	40	8		9	8	15
4 Zystostatika				42.5 %			

CR = Vollremission; PR = Teilremission; NC = stationäres Tumorverhalten; IMP = subjektive Verbesserung ohne objektive Remission; P = Tumorprogression

Tab. 4. SAKK-Studie 152/72. Metastasierendes Bronchuskarzinom
Vorläufige Resultate nach Zelltyp (1.4.74)

	Plattenepithel	anaplast.	oatcell	Adeno-Ca
Arm A	10.5	50	65	0 %
7 Zytostatika				
Arm B	26.7	0	70.5	25 %
4 Zytostatika				

an. Bezüglich Remissionsdauer und der damit verbundenen Überlebenszeit zeichnet sich aber ein eindeutiger Trend ab: (Abb. 4)

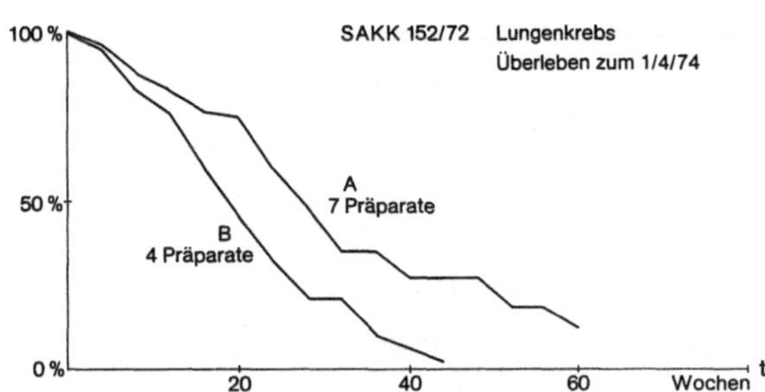

Abb. 4. SAKK-Studie 152/72. Metastasierendes Bronchuskarzinom.
Aktuelle Überlebenszeiten

Patienten, die mit der Siebner-Kombination auf Arm A behandelt wurden,
überleben deutlich länger als diejenigen mit der Vierer-Kombination.
Eine weitere interessante Differenz zwischen den beiden Régimes ergibt
sich bei Betrachtung der Toxicität: Auch hier schneidet die Siebner-
Kombination besser ab. Die Erklärung dafür liegt möglicherweise in den
immer wieder eingestreuten Therapiepausen, in denen sich der Patient
in jeder Hinsicht erholen kann. Leider besteht zur Zeit ein Ungleich-
gewicht bezüglich Patientenzahlen auf den beiden Therapiearmen. Mit
zunehmender Studiendauer wird sich dies aber ausgleichen. Die Zwischen-
auswertung lässt keine weiteren Schlüsse zu, insbesondere muss offen
bleiben, ob die Studie im Stande sein wird, die besprochene Hypothese
von SCHABEL zu bestätigen oder zu widerlegen.

Die Schweizer Arbeitsgruppe für klinische Krebsforschung ist aktiv
bemüht, an der Evaluation dieses hochinteressanten und sehr wirksamen neuen Cytostaticums mitzuarbeiten, um seinen definitiven Platz in
der Chemotherapie maligner Neoplasien festzulegen.

L i t e r a t u r

1. ALBERTO, P.: Cancer Chemother.Rep., part 3,4, 199 (1973)

2. BONADONNA, G., MONFARDINI, S., DE LENA, M., FOSSATI-BELLANI, F.:
   Brit.med.J. 1969 II, 503

3. BONADONNA, G., DE LENA, M., BERETTA, G.: Europ.J.Cancer 7, 365 (1971)

4. GOTTLIEB, J.A., BONNET, J.D., HOOGSTRAATEN, B., O'BRYAN, R.M.:
   Proc. ASCO, 1973

5. HOOGSTRAATEN, B., GEORGE ST.: Proc. AACR Vol. $\underline{15}$, 70 (1974)

6. JUNGI, W.F., MAYR, A.C., SMITH, P., NAGEL, G.A., SENN, H.J.:
   Schweiz.med.Wschr. $\underline{102}$, 1213 (1972)

7. OBRECHT, P., WESTERHAUSEN, M., SIMON, A.: Deutsch.med.Wschr. $\underline{96}$,
   369 (1971)

8. O'BRYAN, R.M., LUCE, J.K., TALLEY, R.W., GOTTLIEB, J.A., BAKER,
   L.H., BONADONNA, G.: Cancer $\underline{32}$, 1 (1973)

9. SCHABEL, F.M.jr.: Cancer Res. $\underline{29}$, 2384 (1969)

10. WANG, J.J., CORTES, E., SINKS, L.F., HOLLAND, J.F.:
    Cancer $\underline{28}$, 837 (1971)

The Integration of Adriamycin into Combined Therapy Approaches

S. K. Carter and R.H. Blum

Division of Cancer Treatment, National Cancer Institute, Bethesda, MD 20014, USA, and Boston City Hospital, Boston, MA, USA

The Division of Cancer Treatment of the NCI has sponsored clinical trials with adriamycin in the United States since 1970. Since that time the Cancer Therapy Evaluation Program of the DCT has accumulated data on over 2.000 cases treated with the drug as a single agent against a variety of tumors. Much of this data has recently been reviewed (1).

Given the wide range of clinical activity observed with adriamycin, it is not surprising to find that there has been an explosion of combination regimens that include this compound.

My discussion will be divided into two parts. The first is a drug oriented review of the multiple combinations currently being evaluated in Phase I and II protocols. The second part will be a disease oriented review of the various combinations of adriamycin in those tumors for which adriamycin has proven to be of value as a single agent.

At last count, adriamycin was being tested as part of 14 two drug combinations, 13 three drug combinations, and 9 four drug combinations (Figs. 1,2,3).

Much of the summarized data that follows is preliminary and is presented as Phase I information; that is, primarily toxicity data and only secondarily for response data.

1. Adriamycin + Cyclophosphamide	Adriamycin + Cytoxan + 5-FU
2. Adriamycin + 5-FU	Adriamycin + Cytoxan + MTX
3. Adriamycin + Methotrexate	Adriamycin + Cytoxan + Methyl CCNU
4. Adriamycin + Vincristine	Adriamycin + Cytoxan + Prednisone
5. Adriamycin + Bleomycin	Adriamycin + Cytoxan + Vincristine
6. Adriamycin + CCNU	Adriamycin + MTX + Vincristine
7. Adriamycin + Methyl CCNU	Adriamycin + DTIC + Vincristine
8. Adriamycin + ICRF-159	Adriamycin + MeCCNU + Vincristine
9. Adriamycin + DTIC	Adriamycin + Prednisone + Vincristine
10. Adriamycin + Dibromodulcitol	Adriamycin + Prednisone + Melphalan
11. Adriamycin + 5-Azacytidine	Adriamycin + DTIC + VM 26
12. Adriamycin + Streptozotocin	Adriamycin + CCNU + Hexamethylmelamine
13. Adriamycin + Platinum	Adriamycin + Bleomycin + 5-FU
14. Adriamycin + Prednisone	

Fig. 1. Adriamycin Combinations   Fig. 2. Adriamycin – Three Drug Combinations

Adriamycin + Cytoxan + Vincristine + DTIC
Adriamycin + Cytoxan + Vincristine + Actino D
Adriamycin + Cytoxan + Vincristine + Bleomycin
Adriamycin + Cytoxan + Vincristine + Prednisone
Adriamycin + Cytoxan + Vincristine + Melphalan
Adriamycin + Cytoxan + 5-FU   + MTX
Adriamycin + Ara Cyt + Vincristine + Prednisone
Adriamycin + 6-MP   + Vincristine + Prednisone
Adriamycin + DTIC   + Velban   + Bleomycin

Fig. 3. Adriamycin – Four Drug Combinations

The dose regimens are variable. Given our very limited amount of time,
I shall discuss the dose schedules in a general way. If you have specific questions, I would be glad to answer them at another time.

These various combinations have been incorporated into Phase II and
Phase III activity studies. I would now like to present these results
by tumor type.

Breast Cancer

The initial studies with adriamycin revealed that it is one of the
most active single agents for the treatment of metastatic adenocarcinoma of the breast. A 36 % response rate in 121 evaluable cases was
seen in the initial cumulative data review (1). This efficacy was particularly impressive in view of the fact that most of the treated patients had failed on prior chemotherapeutic approaches, most of which
were intensive combinations.

Several new studies have examined adriamycin as initial chemotherapy
for advanced breast cancer in comparison to combination regimens. The
results of these studies are particularly impressive (Table 1). The
Southwest Oncology Group compared adriamycin (60 mg/m^2 q3 weeks) to
the 5-drug "Cooper regimen" given either continuously, as reported
originally by Cooper, or intermittently (2). In 200 cases allocated
to the 3 regimens, improvement was seen in 55 % of cases treated with
adriamycin, compared to 59 % for the intermittent regimen and 65 %
for the continuous regimen. The median duration of remission was shorter for the adriamycin treated group (5 months) compared to 9 and 13.5
months for the combinations. Adriamycin was shown to have an inducing
capacity equivalent to the aggressive 5-drug combination and, despite
the shorter duration of remission, is well established as perhaps the
most active single agent.

Table 1. Adriamycin alone versus combination chermotherapy for advanced breast cancer

Study Group	Adriamycin		Combination	
	Dose Schedule	Response	Dose Schedule	Response
Albany-Roswell Park (3)	75 mg/m^2 q 3 wks	8/23	„FCP" 5-FU 8 mg/kg/d x 5 Cytoxan 4 mg/kg/d x 5 Prednisone 10 mg t.i.d. x 14 q 28 days	13/25
Southwest Oncology Group (2)	60 mg/m^2 q 3 wks	55 %	Cooper Regimen a) continuous b) intermittent	59 % 65 %
Mayo Clinic (4)	60 mg/mg^2 q 3 wks	9/20	„FCP" 5-FU 8 mg/kg/d x 5 Cytoxan 4 mg/kg/d x 5 Prednisone 30 mg/d FCP + Vincristine (1.4 mg/m^2 d 1 & 5)	7/16

In a similar study, Albany Medical College and Roswell Park Memorial
Institute compared adriamycin (75 mg/m^2 q3 wks) to a 3-drug regimen
(FCP) of cytoxan, 5-fluorouracil, and prednisone, as well as to adrenalectomy (3). For primary treatment, tumor response was seen in 8/23
treated with adriamycin, 13/25 treated with the 3-drug combination,
and 3/9 treated by adrenalectomy.

In another study the Mayo Clinic group (4) has compared adriamycin
(60 mg/m^2 q3 wks) to the same FCP used in the Albany study (3). Regressions were defined as a 50 % reduction in the product of the perpendicular diameters of the measurable lesions. Nine of 20 patients
responded to adriamycin (45 %), compared to 12/28 (43 %) on the combinations. The toxicity was comparable in both groups. Again, the
inducing ability of adriamycin was equivalent to the standard combination regimen in use in a particular group.

Currently, most clinical groups are testing newly devised combinations
including adriamycin in an attempt to increase the rate of remission
induction and the duration of remission. At the NCI a newly devised
3-drug combination (CAF) consists of:

    Adriamycin   30 mg/m^2 day 1 and 8 IV
    Cytoxan   100 mg/m^2/d x 14 PO
    5-FU   400 mg/m^2 day 1 and 8 PO.

Each cycle is repeated every 28 days. This is being compared to a regimen (CMF) in which adriamycin is replaced by methotrexate at a dose
of 40 mg/m^2 IV on days 1 - 8 (5). Five of 8 patients have responded
to CAF, compared to 4/10 on CMF. This encouraging study, which sug-

gests that adriamycin can be successfully integrated into a combination regimen, is continuing to accrue patients.

A regimen, termed FAC, utilizing the same 3 drugs has also been developed at M.D. Anderson Hospital (6). The drugs are administered on a 21-day course as follows:

$$
\begin{array}{lll}
\text{Adriamycin} & 50 \text{ mg/m}^2 & \text{day 1 IV} \\
\text{Cytoxan} & 500 \text{ mg/m}^2 & \text{day 1 IV} \\
\text{5-FU} & 500 \text{ mg/m}^2 & \text{day 1 \& 8 IV.}
\end{array}
$$

Twenty-five patients have been treated on this regimen with 3 complete and 15 partial remissions being observed for a 72 % response rate. Of 13 patients completing 3 courses, 3 had CR and 8 had PR for a response rate of 84 %. This pilot study, which had significant but acceptable toxicity reveals major efficacy in metastatic breast cancer and will be further evaluated in a cooperative group study.

SALMON and JONES (7) have developed a 2-drug combination of adriamycin (40 mg/m^2 day 1) and cytoxan (200 mg/m^2 PO days 3 - 6) with courses repeated every 21 days. They have treated 26 consecutive patients with advanced breast cancer and treatment was well tolerated with no serious myelosuppression. Of 23 evaluable cases, 19 received an adequate trial (2 courses) and 16 of these showed excellent responses with >50 % tumor regression. Thus, the ratios of responders / evaluable trials was 16/23 (70 %) and responders / adequate trials 16/19 (84 %). Only one responder has relapsed to date with a remission duration of 3 months.

Thus, three combinations including adriamycin + cytoxan either alone or in further combination with 5-FU have shown high activity in breast cancer and further studies are being rigorously pursued.

Sarcomas

The overall response for adriamycin as a single agent has been reported as 26 % (46/176)(1), with a range of 10-40 % in individual studies. The variability of response rate as a function of cell type is demonstrated by the findings for bone sarcomas, including a 48 % response rate (14/29) in Ewing's sarcoma and 35 % (11/35) in osteogenic sarcoma, and in soft tissue sarcomas where response ranges for 30 to 36 % (8-17).

GOTTLIEB et al. (18) have studied adriamycin in combination with 5-(3,3-dimethyl-1-triazeno)imidazole-4-carboxamide (DTIC,DIC), another

investigational drug having slight activity against sarcomas (19).
The drugs in this combination are synergistic in L1210 and P388 murine
tumor model systems (data of Drug Evaluation Branch, DCT,NCI). Clinically, both drugs can be given in combination at doses nearly equivalent to those used for each as a single agent. In good risk patients,
adriamycin is administered at 60 mg/m^2 on day 1 and DTIC is given at
250 mg/m^2/d x 5 days. Of 200 sarcoma patients currently evaluable, 85
(43 %) are reported as achieving an objective response. Although there
are some minor differences in response rates by cell type, an insufficient number of cases per cell type have been accumulated to demonstrate significant differences.

The addition of vincristine to this combination did not improve the
induction rate (42 % in 107 patients) but may be increasing survival
(20). Recently GOTTLIEB et al. have added cytoxan to the regimen, now
called "CY-VA-DIC", which is given in courses every 21 days as follows:

Adriamycin	50 mg/m^2	day 1 IV
Cytoxan	500 mg/m^2	day 1 IV
DIC	250 mg/m^2	day 1-5 IV
Vincristine	1 mg/m^2	day 1-5 IV.

Eighty-two patients are evaluable to date (20) and there have been 14
complete and 35 partial responses for a 60 % overall response rate.
The median duration of response will be > 6 months with 43/49 (88 %)
still in remission. The dose-limiting toxicity has been transient leukopenia in one-third of patients but serious infections have been rare.
This combination regimen appears to represent a significant advance in
the therapy of patients with metastatic sarcoma.

Currently, nine different combinations utilizing adriamycin have been
evaluated or are in progress in the metastatic sarcomas (Fig. 4). They
include adriamycin in combination with 6 additional drugs in three 2-
drug regimens, three 3-drug regimens, and three 4-drug regimens.

Adriamycin + DTIC
Adriamycin + Methotrexate
Adriamycin + Vincristine
Adriamycin + DTIC + Vincristine
Adriamycin + DTIC + VM 26
Adriamycin + Vincristine + Cytoxan
Adriamycin + DTIC + Vincristine + Cytoxan
Adriamycin + Actinomycin D + Vincristine + Cytoxan
Adriamycin + Actinomycin D + Cytoxan + Vincristine (2-drug sequential)

Fig. 4. Adriamycin combinations currently under study in sarcomas

Of particular interest are the studies of adriamycin as a surgical adjuvant in osteogenic sarcoma in the hope of increasing cure rates in this dread tumor. The mortality in osteogenic sarcoma results from metastases in 80 to 95 % of patients with x-ray evidence of pulmonary metastases occurring in a median of 9 month from initial diagnosis (21).

Acute Leukemia Group B is studying adriamycin administered 4 to 14 days following radical amputation of the primary tumor (22). Six courses of drug (30 mg/m^2 x 3 days) are given every 28 days for a total dose of 540 mg/m^2. Twenty patients have been observed from 0,5 to 23 +months and 5 relapsed in 0,5 to 20.5 months. Each of these cases violated protocol probations by either increased interval between courses or decreased adriamycin dose. All 13 patients who followed the protocol exactly, and 2 who did not, are free of evident disease 1+ to 23+ months after starting the drug (median observation period 5.5 months). These data demonstrate the possible effectiveness of adriamycin in delaying clinical evidence of metastases from osteogenic sarcoma.

At M.D. Anderson Hospital (23) a 4-drug adjuvant chemotherapy called CONPADRI-I has been used as the primary treatment following surgery in 18 children with osteogenic sarcoma (Table 2). Ten (55 %) of these

Table 2. Adriamycin 4-drug combination for surgical adjuvant therapy in osteogenic sarcoma (Southwest Oncology Group)

	CONPADRI*	Historical Control
Patients evaluable	18	33
Patients free of disease	10 (55 %)	4 (12 %)
Disease-free interval	15 + mos.	15 mos.

* Cytoxan (IV or PO) 10 mg/kg/d x 7 beginning wks 12, 48, 66
  Vincristine (IV)   0.05 mg/kg wkly x 6 initially (wks 0–5); wks 12–13, 30–31, 42–43
  Adriamycin (IV)   1.5 mg/kg wks 0, 3, 6, 18, 21, 24
                  1.0 mg/kg wks 36–37, 54–55
  Melphalan (IV)   0.3 mg/kg wks 30, 42, 60, 72

children have been free of disease 15 months or longer from the time of amputation, which compares favorably to the historical control where 29/33 (88 %) developed metastases within 15 months from diagnosis. The regimen has recently been modified to include 3 pulses of massive dose methotrexate with citrovorum factor rescue (CONPADRI-II).

At Childrens Hospital at Stanford University, WILBUR et al. have devised a treatment consisting of the following drugs given 3 weeks apart and cycled every 9 weeks:

1. Methotrexate 50-300 mg/kg infusion followed by leucovorin rescue
2. Adriamycin 60 mg/m^2 IV + vincristine 2 mg/m^2 IV
3. Cytoxan 15 mg/kg/d x 7, IV or PO, + vincristine 2 mg/m^2 d1 & 7.

Four of five patients who received this regimen after amputation are free of disease at 12+, 12+, 10+, and 7+ months (24).

At this time, the potential of adriamycin alone or in combination with other drugs to increase survival when used as an adjuvant to surgery in osteogenic sarcoma appears quite high.

Bronchogenic Carcinoma

Lung cancer is a tumor more resistant to chemotherapeutic agents. Clinically useful drug effects reported in lung cancer often include responses that are below the generally accepted criterion of >50 % objective reduction in tumor mass. For this reason, these lesser res-' ponses are included where they are reported separately in the data on 229 patients treated with adriamycin as a single agent (1). The response rate of 19 %, calculated in the usual manner, increases to 26 % when responses of smaller degree are included. These responses range from 0 to 55 %.

The effectiveness of adriamycin relative to other single agents can be evaluated on the basis of objective response but the adriamycin data are insufficient to judge survival as a parameter of response. Within the limitations of historical comparisons, and including the 50 % regressions, adriamycin ranks among the most effective drugs reported in the data base on over 5000 patients used by SELAWRY and HANSEN (25, 26), i.e., mechlorethamine (36 %), CCNU (27 %), methotrexate (25 %), cyclophosphamide (23 %), and hexamethylmelamine (20 %).

The cell type, which is commonly classified by the World Health Organization (WHO) system, is a clinically significant variable in bronchogenic carcinoma (27, 28). Response rates by cell type, including any regressions of <50 %, are available for 164 (72 %) of the 229 adriamycin-treated patients.

Epidermoid carcinoma, which is the most common cell type and affects 42 % of all lung cancer patients (26), is the most responsive to adriamycin (35 %). Large cell undifferentiated bronchogenic carcinoma, the next most prevalent type (22 % of patients), shows a 26 % response rate that is similar to mechlorethymine and cyclophosphamide but superior to hexamethylmelamine and methotrexate. The remaining cell types, adenocarcinoma and small cell carcinoma, seem comparatively less responsive to adriamycin.

Adriamycin is being evaluated in a variety of combinations in an attempt to increase the response rates in bronchogenic carcinoma. The Veterans Administration Lung Cancer Study Group is evaluating adriamycin + cytoxan, while the Central Oncology Group is piloting a study of adriamycin (15 mg/m^2/wk) + CCNU (70 mg/m^2 PO q6 wks) + hexamethylmelamine (100 mg/m^2 PO days 3, 4, and 5). At M.D. Anderson Hospital an intensive 5-drug combination (BACON) has been developed by LIVINGSTONE et al. (Fig. 5)(29). This regimen has been given to 31 patients with advanced cancer, including 11 with lung cancer. Tumor regressions >50 % have been observed in 8 of these cases, including one complete response.

Adriamycin	40 mg/m2 IV	
CCNU	65 mg/m2 PO	} d 1 and q 4 wks
Nitrogen Mustard	8 mg/m2 IV	

Vincristine	0.75–1.0 mg IV d 2	
Bleomycin	30 mg IV 6 hrs. after vincristine	} (weekly to total of 180 mg bleomycin)

Fig. 5 2. M. D. Anderson Hospital „BACON" regimen

LOWENBRAUN at the University of Louisville has treated 28 cases of metastatic lung cancer with a monthly regimen as follows (30):

Day 1 Cytoxan (600 mg/m^2 IV), adriamycin (60 mg/m^2), DTIC (250 mg/m^2 IV)

Day 8 & 15 Vincristine (2 mg IV)

Day 22 – 24 Hydroxyurea (2 mg/m^2 PO), methotrexate (20 mg/m^2 PO).

Among 15 patients with undifferentiated lesions 12 of 13 evaluable patients responded. Among 11 patients (8 evaluable) with squamous cell carcinoma, there were only 1 good and 2 questionable responders; in 2 cases with adenocarcinoma, both were questionable responders.

Malignant Lymphoma

Adriamycin has shown significant activity against all of the malignant lymphomas with an overall response rate of 41 % (61/147)(1). The response rate was 36 % (23/64) in Hodgkin's disease, 56 % (19/34) in reticulum cell sarcoma, and 34 % (12/35) in lymphosarcoma (8, 11, 13, 14).

Adriamycin could be considered inferior by retrospective comparison with most other active agents (31 - 33). However, most of the adriamycin-treated patients had advanced disease and probably had failed standard therapy including combination chemotherapy. In this type of patient population the response rate observed could be significant because it suggests a very low level of cross-resistance between adriamycin and other agents. Thus, adriamycin has been considered for use in patients refractory to other drugs and for inclusion in new combined therapy approaches.

The Southwest Oncology Group (34) has developed a 4-drug combination ("CHOP") program for non-Hodgkin's lymphoma which has been compared to a 3 drug regimen ("HOP") (Fig. 6). Eighty-six (86) patients have

„CHOP"
Adriamycin (50 mg/m^2 IV, d1)
Cytoxan (750 mg/m^2 IV, d1)
Vincristine (1.4 mg/m^2 IV, d1)
Prednisone (100 mg/m^2 PO d1-5)
vs
„HOP"
Adriamycin (80 mg/m^2, d1)
Vincristine (as above)
Prednisone (as above)
Every 2–3 week cycles

Fig. 6. Adriamycin combinations („HOP" vs „CHOP") for non-Hodgkin s lymphomas developed by the Southwest Oncology Group

completed chemotherapy in a randomly allocated comparison of the two regimens, with an overall response rate of 85 %. The complete response rate was 67 % in 39 patients treated with CHOP, while 18 % achieved a partial response. For 47 HOP patients the CR was 62 % and the PR rate was 23 %. Among the histiocytic lymphomas the CR rate was 69 % with CHOP and 70 % with HOP, while in 15 patients having well differentiated lymphocytic lymphoma treated with CHOP the CR rate was 73 %. Thus, adriamycin, as used in these combinations ranks among the most effective chemotherapeutic approaches for non-Hodgkin's lymphoma to date.

At the Childrens Cancer Research Foundation in Boston, SKARIN et al.
(35) have developed a regimen ("BACOP") for non-Hodgkin's lymphoma
which consists of:

Bleomycin	4 mg/m^2	IV twice weekly for 5 wks
Adriamycin	45 mg/m^2)	
Cytoxan	600 mg/m^2)	IV day 1, 22, 43
Oncovin	1.2 mg/m^2/wk x 7	
Prednisone	40 mg/m^2/d x 28.	

Of 19 evaluable patients treated, complete remission was achieved in
4 (67 %) of 6 with nodular lymphoma and 8 (62 %) of 13 with diffuse
lymphoma. Among 12 complete responders, 2 have relapsed at 7 and 8
months, while 10 are still disease-free for 2 - 11 months (median 4
+months).

Acute Leukemia

Adriamycin has been active against both types of acute leukemia, with
a 24 % complete response rate (47/195) in refractory patients (1). By
cell type, 36 (24 %) of 148 patients with acute lymphocytic leukemia
had a complete response and the overall response rate was 39 % (58/
148). In patients with acute myelocytic leukemia, the CR rate was 23 %.

At M.D. Anderson Hospital, adriamycin has been integrated into a combination regimen for adult acute leukemia (36). Thirty-three patients
have received adriamycin (40 mg/m^2 IV on day 1) followed on day 5 by
cytosine arabinoside (100 mg/m^2 x 5 days) as a continuous IV infusion,
with vincristine (2 mg IV) on day 1 and prednisone (100 mg/d x 5). All
patients were evaluated immunologically before therapy and BCG was
administered by the scarification technique prior to therapy, where
possible, and on days 12 and 17 of each course. The second course was
started on day 19 with the appropriate dose adjustment depending on
bone marrow cellularity and blast count. Twenty-six patients had AML
and there were 7 with AUL or ALL. Twenty-three patients (70 %) achieved complete remission; 27 had an adequate trial of therapy with CR
being seen in 85 % of these patients. Myelosuppression was the major
toxicity and the second course was delayed when the bone marrow cellularity was less than 10 %. Thirty-two (97 %) of 33 patients received
prophylactic platelet transfusions and 27 received granulocyte transfusions for infectious episodes during remission induction. Where supportive care is available, this regimen is a highly effective approach
to remission induction in adult acute leukemia.

Other Tumors

Adriamycin has shown activity against a range of genitourinary tract tumors (1). The overall response rate in bladder cancer is 33 % (17/52) and on the basis of published reports, 5-FU (35 % response, 26/74) is the only other agent that has been adequately studied (37). The data for testicular tumors are predominantly in the non-seminomatous type where the overall response rate is 18 % (7/39). The Southwest Oncology Group has reported 2 responses to adriamycin in 9 patients (13) with adenocarcinoma of the prostate and other studies are currently underway to develop additional data.

In multiple myeloma, the Southwest Oncology Group has obtained 2 responses with adriamycin in 21 advanced cases that had failed other therapy (13). This same group is currently studying adriamycin in combination with melphalan and prednisone (Fig. 7).

Adriamycin   25 mg/m^2
Melphalan   6 mg/m^2/d x 4 PO
Prednisone   60 mg/m^2/d x 4 PO
q 4 weeks

Fig. 7. Adriamycin combination for multiple myeloma developed by the Southwest Oncology Group

Adriamycin has been studied more extensively than any other antineoplastic agent in thyroid cancer. Thus far, the response rate is 45 % (10/22) but analysis by cell type is not available. GOTTLIEB's review of chemotherapy in thyroid tumors points out the limited accounts reported in the literature (38). Adriamycin could be considered the drug of choice for progressive metastatic thyroid cancer on the basis of its known activity and the lack of positive data for other agents. Adriamycin may become the reference drug for trials of more conventional chemotherapeutic agents.

General Toxic Effects

The toxic effects of adriamycin have been previously reviewed (1). They are dose-related, predictable, and reversible. The major toxicities are dose-limiting myelosuppression in approximately 60 % - 80 % of patients, stomatitis in as many as 80 %, nausea and/or vomiting in 20 - 55 %, and alopecia in virtually all cases.

Leukopenia is the predominant hematologic toxicity and the severity depends on the adriamycin dose and the regenerative capacity of the bone marrow. Thrombocytopenia and anemia occur in the same time frame as leukopenia but they are not as great a problem. Supportive care for hematologic problems should be available for patients being treated with adriamycin.

Drug-induced stomatitis typically begins as a burning sensation with erythema of the oral mucosa, which in 2 - 3 days may produce frank ulceration particularly in the sublingual and lateral tongue margins. Retrospective comparison of the incidence of stomatitis as a function of dose schedule suggests that it may be less frequent as the interval increases between doses (8, 39).

BENJAMIN et al. (40) have demonstrated the importance of dose reduction in patients with liver disease. This recommendation is based on pharmacokinetic studies showing prolonged adriamycin plasma half-life and lower urinary excretion in patients with impaired hepatic function. Furthermore, their retrospective analysis showed more pronounced drug toxicity in patients with liver disease who received full doses of adriamycin.

Alopecia involving the scalp, axillary, and pubic hair occurs in almost all patients. Growth usually resumes on cessation of drug.

Gastrointestinal toxicities evidenced by nausea and occasional vomiting are associated with the drug but rarely limit clinical use. For example, only 4 of 404 patients in a large cooperative group study refused further therapy because of GI effects (13).

Extravasation during IV administration can produce local tissue necrosis but normal precautions can prevent this toxicity.

Cardiac Toxicity

The potential cardiac toxicity, which may involve transient EKG abnormalities and/or definite myocardiopathy, is a very important consideration in the use of adriamycin.

Electrocardiographic changes associated with adriamycin therapy are reported in 6 % - 30 % of the treated patients. These generally transient abnormalities include supraventricular tachyarrhythmias, ventricular extrasystoles, and ST-T wave changes (11, 13, 17, 41), and occur most frequently in the first few days after drug infusion. On occasion, further drug therapy is withheld until the EKG returns to pre-treatment configuration. To date, we are not aware of any patient who has encountered significant morbidity or mortality due to the transient EKG changes and there is no evidence that these are dose or schedule dependent. Correlation of previous heart disease and EKG abnormalities with adriamycin therapy has not been adequately analyzed.

In contrast to the transient EKG changes, drug-induced myocardiopathy produces significant morbidity and mortality. This "pump" failure is dose dependent but shows no apparent relationship to pre-existing heart disease. The clinical presentation and pathophysiology of cardiac damage by adriamycin is indistinguishable from other know cardiomyopathies (42). Although the speed of the clinical course varies, it is most often a rapidly progressing syndrome of congestive heart failure and cardiorespiratory decompensation including dilatation of the heart, pleural effusion, and venous congestion (41). Reversibility of the heart failure does not appear to be function of the therapeutic intervention used. In fact, GILLADOGA reports that adriamycin cardiomyopathy may be reversed by conventional medical management (43).

The pathological findings are limited to changes visible by electron microscopy. The most dramatic change is a marked decrease in the number of myocardial fibrils accompanied by mitochondrial changes characterized by swelling, focal membrane thickening, and dense inclusions. Other observations include nuclear degeneration, disorganization of the sarcoplastic reticulum, and depletion of glycogen granules (41). These changes are non-specific and have been described in other types of cardiomyopathy (44).

The overall incidence of congestive heart failure due to drug-induced cardiomyopathy, based on all data available to us, is still approximately 1 % of treated patients. GOTTLIEB's analysis of the data from M.D. Anderson Hospital and the SWCCSG shows an incidence of non-fatal and fatal cardiomyopathy of 0.4 % and 1.2 %, respectively (45). The interval between the last adriamycin dose and congestive heart failure was 1 - 6 months (median 2.5 months) and development of cardiomyopathy was dose dependent. In patients receiving <500 mg/m^2 total dose, the incidence was negligible but it becomes markedly higher at total doses above 550 mg/m^2 (30 %).

CORTES (46) has reviewed the data on 100 patients treated at Roswell Park Memorial Institute. His analysis reveals a higher incidence of

non-fatal cardiomyopathy (7 %) but the rate of fatal cardiomyopathy
was similar (2 %) to that reported by GOTTLIEB (13, 45). No data exist
for correlating schedule dependency and cardiac toxicity, nor are any
predictive tests available.

GILLADOGA et al. (47) have recently reported on 40 children who received over 495 mg/m^2 of adriamycin within 7 to 31 months. Seven children
had either pulmonary and/or mediastinal radiotherapy in addition to
total doses of the drug ranging from 495 - 720 mg/m^2. Four developed
congestive heart failure. Of 33 children who received no concommitant
radiotherapy, 3 developed CHF at a total dose of 810, 905, and 1695
mg/m^2. Among 23 of these children who received between 500 to 800 mg/m^2,
none developed this form of drug toxicity. The congestive heart failure
in all seven children is in good control and in 5 the heart size has
returned to normal. It appears from this data that children may tole-
rate higher dosage than those reported for adults but that incidental
radiation to the heart may increase the susceptibility to cardiac
toxicity.

Conclusions

Adriamycin is a drug with a wide spectrum of antitumor activity. The
logical development of clinical trials in responsive tumors has moved
from single agent studies to combination studies which involve other
drugs active against the particular tumor. Of particular interest are
the combinations with cytoxan that have already shown promising results
in breast cancer, the sarcomas, and non-Hodgkin's lymphomas and are
currently under study in lung cancer. Combined modality studies involving surgery and/or radiotherapy are actively underway in osteogenic
sarcoma and are the place where this exciting new drug will probably
find its ultimate role in cancer treatment.

Acknowledgement

I would like to acknowledge the contribution of the many individuals
who made their data available to the Cancer Therapy Evaluation Program
of the National Cancer Institute, Bethesda. Dr. Stephen Carter, who
was unable to attend this symposium, was in many ways, responsible
for the data I will be presenting. I also acknowledge the contribu-

tion of Drs. Milan SLAVIK and Todd WASSERMAN of the NCI who collated
the data.

R e f e r e n c e s

1. BLUM, R., CARTER, S.:
   Review of adriamycin - A new anticancer drug with significant
   clinical activity.
   Ann.Int.Med. 80 : 249-259, 1974.

2. HOOGSTRATEN, B., GEORGE, S.:
   Adriamycin and combination chemotherapy in breast cancer: A
   Southwest Oncology Group Study.
   Proc.Amer.Assoc.Cancer Res. 15 : 70, 1974 (abstr. 279).

3. ROSNER, D., DAO, T., HORTON, J. et al.:
   Randomized study of adriamycin (ADM) vs. combined therapy (FCP) vs.
   adrenalectomy (ADX) in breast cancer.
   Proc.Amer.Assoc.Cancer Res. 15 : 63, 1974 (abstr. 252).

4. AHMANN, D., BISEL, H., HAHN, R.G.:
   Phase II evaluation of adriamycin (NSC 123127) as treatment for
   disseminated breast cancer.
   Proc.Amer.Assoc.Cancer Res. 15 : 100, 1974 (abstr. 397).

5. BULL, J., TORMEY, D., FALKSON, G. et al.:
   A comparison of adriamycin and methotrexate in combination regimens
   for metastatic breast cancer.
   Proc.Amer.Assoc.Cancer Res. 15 : 118, 1974 (abstr. 472).

6. BLUMENSCHEIN, G., GARDENAS, J., FREIREICH, E., GOTTLIEB, J.:
   FAC chemotherapy for breast cancer.
   Proc.Amer.Soc.Clin.Oncology 15 : 193, 1974 (abstr. 839).

7. SALMON, S., JONES, S.:
   Chemotherapy of advanced breast cancer with a combination of
   adriamycin and cyclophosphamide.
   Proc.Amer.Assoc.Cancer Res. 15 : 90, 1974 (abstr. 359).

8. BONADONNA, G., MONFARDINI, S., DE LENA, M. et al.:
   Clinical trials with adriamycin. Results of a three year study.
   In International Symposium on Adriamycin, edited by CARTER,S.K.,
   DI MARCO, A., GHIONE, M. et al.. New York, Springer-Verlag, 1972,
   pp 139-152.

9. KRAKOFF, I.H.:
   Adriamycin in adults with neoplastic disease.
   In International Symposium on Adriamycin, edited by CARTER, S.K.,
   DI MARCO, A., GHIONE, M. et al. New York, Springer-Verlag, 1972,
   pp. 165-167.

10. TAN, C., ETCUBANAS, E., WOLLNER, N. et al.:
    Adriamycin in children acute leukemia and other neoplastic disease.
    In International Symposium on Adriamycin, edited by CARTER, S.K.,
    DI MARCO, A., GHIONE, M. et al.:
    New York, Springer-Verlag, 1972, pp 204-212.

11. TAN, C., ETCUBANAS, E., WOLLNER, N. et al.:
Adriamycin, an antitumor antibiotic in the treatment of neoplastic
disease.
Cancer 32 : 9-17, 1973.

12. MIDDLEMAN, E., LUCE, J.K., FREI, E.:
Clinical trials with adriamycin.
Cancer 28 : 844-850, 1971.

13. O'BRYAN, R.M., LUCE, J.K., TALLEY, R.W. et al.:
Phase II evaluation of adriamycin in human neoplasia.
Cancer 32 : 1-8, 1973.

14. BENJAMIN, R.S., WIERNICK, P.H., BACHUR, N.R.:
Adriamycin - efficacy, safety, and pharmacologic basis of a single
dose schedule (abstract no. 35).
Annual Meeting, Amer.Soc.Clin.Oncology, Cancer Chemother.Rep. 57:
98, 1973.

15. OLDHAM, POMERY T.C.:
Treatment of Ewing's sarcoma with adriamycin (NSC 123127).
Cancer Chemother.Rep. 56 : 635-659, 1972.

16. WANG, J., CORTES, E.P., SINKS, L. et al.:
Therapeutic effect and toxicity of adriamycin in patients with
neoplastic diseases.
Cancer 28 : 837-843, 1971.

17. CORTES, E.P., HOLLAND, J.J. et al.:
Doxorubicin in disseminated osteosarcoma.
JAMA 221 : 1132-1138, 1972.

18. GOTTLIEB, J.A., BAKER, L.H., QUAGLIANA, J.M. et al.:
Chemotherapy of sarcomas with a combination of adriamycin and
dimethyl triazeno imidazole carboxamide.
Cancer 30 : 1632-1638, 1972.

19. GOLDSMITH, M.A., FRIEDMAN, M.A., CARTER, S.K.:
Clinical Brochure, 5-(3,3-dimethyl-1-triazeno) imidazole-4-
carboxamide (DTIC, DIC) NSC 45388, National Cancer Institute,
Bethesda, 1972.

20. GOTTLIEB, J., BODEY, G., SINKOVICS, J. et al.:
An effective new 4-drug combination (CY-VA-DIC) for metastatic
sarcomas.
Proc.Amer.Soc.Clin.Oncology 15 : 162, 1974 (abstr. 713).

21. FRIEDMAN, M., CARTER, S.:
The therapy of osteogenic sarcoma: Current status and thoughts
for the future.
J.Surg.Oncology 4 : 482-520, 1972.

22. CORTES, E., HOLLAND, J., WANG, J. et al.:
Adriamycin and amputation in primary osteogenic sarcoma.
Proc.Amer.Soc.Clin.Oncology 15 : 170, 1974 (abstr. 745).

23. SUTOW, W., SULLIVAN, P., FERNBACH, D.:
Adjuvant chemotherapy in primary treatment of osteogenic sarcoma.
Proc.Amer.Assoc.Cancer Res. 15 : 20, 1974 (abstr. 77).

24. WILBUR, J., ETCUBANAS, E., LONG, T. et al.:
4-drug therapy and irradiation in primary and metastatic osteogenic sarcoma.
Proc.Amer.Soc.Clin.Oncology 15 : 188, 1974 (abstr. 816).

25. SELAWRY, O.S.:
Monochemotherapy of bronchogenic carcinoma with special reference
to cell type.
Cancer Chemother. Rep. (part 3) 4 : 177–188, 1973.

26. SELAWRY, O.S., HANSEN, H.H.:
Lung cancer, In Cancer Medicine, edited by HOLLAND,J.F., FREI,E.
Philadelphia, Lea and Fibiger, 1973, pp 1473–1518.

27. GREEN, R.A., HUMPHREY, E., CLOSE, H. et al.:
Alkylating agents in bronchogenic carcinoma.
Amer.J.Med. 46 : 516–525, 1969.

28. KREYBERG, L.:
Comments on the histological typing of lung tumors.
Acta Path.Microbiol.Scand (Section A) 79 : 409–422, 1971.

29. LIVINGSTON, R., BURGESS, M., GOTTLIEB, J. et al.:
Bleomycin, adriamycin, CCNU, oncovin, and nitrogen mustard
(BACON) in squamous cancer.
Proc.Amer.Soc.Clin.Oncology 15 : 173, 1974 (abstr. 756).

30. LOWENBRAUN, S.:
Cycle-nonspecific preceding cycle-specific chemotherapy in
metastatic lung cancer (CA).
Proc.Amer.Soc.Clin.Oncology 15 : 162, 1974 (abstr. 712).

31. CARTER, S.K.:
The chemotherapeutic approach to cancer therapy: A quick
overview, In Yearbook of Cancer, edited by CLARK, R.L., CUMLEY,
R.W., Chicago, Year Book Medical Publishers, 1972, pp 495–498.

32. BLUM, R.H., AGRE, K., CARTER, S.K.:
A clinical review of bleomycin – A new antineoplastic agent.
Cancer 31 : 904–914, 1973.

33. CARBONE, P.P.:
Non-Hodgkin's lymphoma: Recent observations on natural history
and intensive treatment.
Cancer 30 : 1511–1516, 1972.

34. McKELVEY, E., GOTTLIEB, J., COLTMAN, C., WILSON, H.:
Treatment of non-Hodgkin's lymphoma with hydroxyldaunomycin
(adriamycin) combination chemotherapy.
Proc.Amer.Soc.Clin.Oncology 15 : 184, 1974 (abstr. 802).

35. SKARIN, A., ROSENTHAL, D., MOLONEY, W., FREI, A.III:
Treatment of advanced non-Hodgkin's lymphoma (NHL) with bleomycin
(B), adriamycin (A), cyclophosphamide (C), vincristine (O) and
prednisone (P) (BACOP).
Proc.Amer.Assoc.Cancer Res. 15 : 133, 1974 (abstr. 531).

36. McCREDIE, K., BODEY, G., GUTTERMAN, J. et al.:
Sequential adriamycin-ara-C (A-OAP) for remission induction (RI)
of adult acute leukemia (AAL).
Proc.Amer.Assoc.Cancer Res. 15 : 62, 1974 (abstr. 246).

37. LIVINGSTON, R.B., CARTER, S.K.:
Single Agents in Cancer Chemotherapy,
New York, IFI/Plenum, 1970.

38. GOTTLIEB, J.A., HILL, C.S., IBANEZ, M.L. et al.:
Chemotherapy of thyroid cancer.
Cancer 30 : 848-853, 1972.

39. FREI, E., LUCE, J.K., MIDDLEMAN, E.:
Clinical trials of adriamycin. In International Symposium on
Adriamycin, edited by CARTER, S.K., DI MARCO, A., GHIONE, M. et
al.: New York, Springer-Verlag, 1972, pp 153-160.

40. BENJAMIN, R.S., HUFFMAN, D.H., WIERNIK, P.H. et al.:
Pharmacokinetics and metabolism of adriamycin patients with
hematologic neoplasms and other malignancies, (abstract no. 508).
XIV Intern.Congr.of Hematology, Sao Paulo (Brazil), July 16-21,
1972.

41. LE FRAK, E.A., PITHA, J., ROSENHEIM, S. et al.:
A clinicopathologic analysis of adriamycin cardiotoxicity.
Cancer 32 : 302-314, 1973.

42. WITHAM, A.C.:
Cardiomyopathy (myocardosis). Idopathic concentric hypertrophy
and restrictive cardiomyopathy, In The Heart, Arteries and Veins,
edited by Hurst JW, Loque RB. New York, McGRAW-HILL, 1970, pp
1212-1217.

43. GILLADOGA, A.C., TAN, C., WOLLNER, N. et al.:
Adriamycin cardiomyopathy: Diagnosis and management, case reports
(abstract). Proc.Amer.Ass.Cancer Res. 14 : 95, 1973.

44. REICHENBACH, D.D., BENDITT, E.P.:
Myofibrillar degeneration: A response of myocardial injury.
Arch.Path. 85 : 189-199, 1968.

45. GOTTLIEB, J.A., LE FRAK, E.A., O'BRYAN, R.M. et al.:
Fatal adriamycin cardiomyopathy: Prevention by dose limitation
(abstract). Proc.Amer.Ass.Cancer Res. 14 : 88, 1973.

46. CORTES, E.P., LUTMAN, G., WANKA, J., PICKREN, J., HOLLAND, J.F.:
Adriamycin cardiotoxicity in adults with cancer.
Clin.Res. 21 : 412, 1973.

47. GILLADOGA, A., TAN, C., PHILIPS, S. et al.:
Cardiac status of 40 children receiving adriamycin (Adr) over
495 mgs/m^2 and animal studies.
Proc.Amer.Assoc.Cancer Res. 15 : 107, 1974 (abstr. 427).

Adriamycin versus Adriamycin + Vincristin + Corticosteroide bei disseminierten und/oder inoperablen Weichteilsarkomen*

H. J. Senn, W. F. Jungi und Schweizerische Arbeitsgruppe für Klinische Krebsforschung (SAKK)

Abteilung Onkologie-Hämatologie, Medizinische Klinik C, Kantonsspital, St. Gallen, Schweiz

1. Einleitung

Die Behandlung inoperabler und/oder disseminierter Weichteilsarkome gehörte bisher nicht zur Erfolgsdomäne der modernen internistischen Tumortherapie. Ungeachtet der Schwierigkeiten der histologischen Klassifikation dieser heterogenen Gruppe von Malignomen des Stützgewebes sind die meisten davon weitgehend resistent auf die üblichen Cytostatica und insbesondere auch auf die Behandlung mit ionisierenden Strahlen. Ausnahmen machen lediglich das sowohl sehr strahlen- wie auch chemotherapiesensible Ewing-Sarkom, einzelne undifferenzierte Sarkome und bis zu einem gewissen Grad die embryonalen Rhabdomyosarkome.

Es ist deshalb nicht verwunderlich, dass in der Literatur nur wenige grössere kontrollierte Studien über die cytostatische Behandlung von Weichteilsarkomen vorliegen. Mit Ausnahme von Actinomycin D, Vincristin und Cyclophosphamid liegen keine umfassenderen Erfahrungsberichte bezüglich Remissionsinduktion bei grösseren homogenen Patientengruppen mit Weichteiltumoren vor. Die mit den genannten Cytostatica erzielten Remissionsraten schwanken zwischen 15-50 %, wobei wahrscheinlich bei Monochemotherapie eher die tiefere Grenze der Wirklichkeit entsprechen dürfte (1,10,15). Es ist auch unverkennbar, dass die erzielten objektivierbaren Tumorrückbildungen als Folge eines lediglich geringen "tumor cell kill" und/oder rasch auftretender sekundärer Therapieresistenz von eher kurzer Dauer waren.

Diese Situation hat sich durch die Einführung neuer cytotoxischer Antibiotica in die internistische Tumortherapie entscheidend geändert. Insbesondere Adriamycin, ein Antibioticum aus der Anthracyclinreihe, erwies sich im Laufe der letzten Jahre in mehreren Tumorzentren als derzeit wohl wirksamste Substanz bei disseminierten Weichteil- und Knochensarkomen (1,2,4,10-13,17).

Aufgrund einer eigenen Pilot-Studie in Basel bei 35 Patienten mit therapierefraktären malignen Lymphomen, rezidivierenden Carcinomen und Weichteilsarkomen entschloss sich die Schweizerische Arbeits-

---

* (SAKK-Studie 23/72)

gruppe für klinische Krebsforschung (SAKK) 1971 zur Durchführung
einer kontrollierten Studie bei inoperablen und/oder disseminierten
Weichteilsarkomen. Dabei sollte Adriamycin in der Induktionsphase im
Vergleich mit Adriamycin + Vincristin + Dexamethason bzw. Prednison
geprüft werden (Abb. 1). In der Erhaltungsphase wurden die Patienten
mit Partialremission oder stationärem Tumorverlauf (nach früherer
Progression) randomisiert zwischen einer Behandlung mittels Chlorambucil + Cytosin Arabinosid sowie derselben Basistherapie samt monatlichen Reinduktionsstössen mit der Anfangskombination Adriamycin,
Vincristin und Corticosterioden.

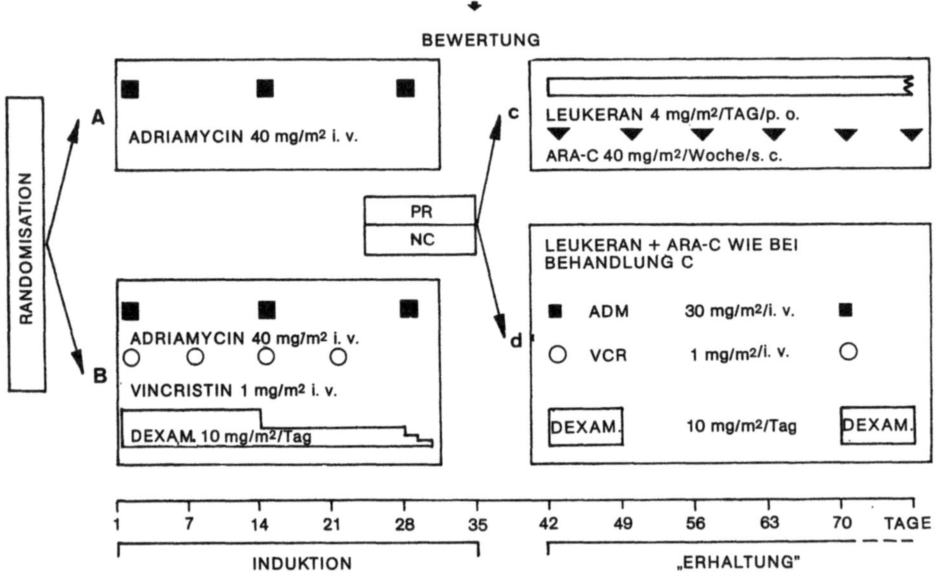

Abb. 1. Therapieschema der SAKK-Studie 23/72 bei inoperablen und/
oder metastasierenden Weichteilsarkomen. PR = Partialremission;
NC = "No Change" (stationärer Tumorverlauf); ADM = Adriamycin;
Ara-C = Arabinosyl Cytosin (Alexan, Cytosar); Dexam. = Dexamethason
(Millicorten)

2. Patientengut und Methodik

Zwischen Februar 1972 und Dezember 1973 wurden aus 6 onkologischen
Zentren der SAKK (Basel, Bern, Genf, (Hannover), St. Gallen, Zürich)
insgesamt 50 Patienten mit inoperablen und/oder disseminierten Weich-

teilsarkomen in diese prospektive Studie aufgenommen. Es handelte sich um 27 Frauen und 23 Männer. Das Durchschnittsalter der randomisierten Patientengruppen in den beiden Induktionsregimes A bzw. B war mit 49 bzw. 50,4 Jahren ebenfalls praktisch gleich. Die Studienpatienten hatten die in Tab. 1 aufgeführten Selektionskriterien zu erfüllen. 44 der 50 Patientenverläufe waren auswertbar. Die Ausschlussgründe aus der Studie für die 6 nicht auswertbaren Patienten umfassten: unvollständige Dokumentation (2), zu kurze Behandlungsdauer, d.h. weniger als 14 Tage (3), falsche Histologie (2).

Tab. 1. Adriamycin bei inoperablen oder metastasierenden Weichteilsarkomen. SAKK-Studie 23/72

Patientenselektion:
- Patienten mit inoperablen und/oder metastasierenden Weichteilsarkomen, welche über meßbare Tumorparameter verfügen.
- therapiefreies Intervall von mindestens 2 Wochen nach Abschluß vorangegangener Operation, Strahlentherapie oder Chemotherapie.
- keine Vorbehandlung mit Adriamycin, Chlorambucil, Vincristin oder Ara-C.
- bei Lungenparenchymherden: 10-tägige Antibiotikatherapie mit neuer Thoraxröntgenkontrolle vor Studienbeginn
- adäquate Knochenmarksfunktion (Lc > 4000, Thrombo > 100'000)

Tab. 2 zeigt die Verteilung der histologischen Diagnosen der 44 auswertbaren Patienten. Zahlenmässig standen Patienten mit Spindelzellsarkomen im Vordergrund, gefolgt von kleineren Gruppen von Patienten mit Fibro-, Leiomyo-, Lipo(Myxo)-, Hämangio-, Rhabdomyo- und Synovialsarkomen. Alle Patienten wiesen mindestens 1 bis mehrere gut messbare Tumormanifestationen auf.
Tab. 2 zeigt, dass die betreffenden Primärtumoren bei 35 der 44 Patienten chirurgisch und bei 31 der 44 Patienten vor Aufnahme in die

Tab. 2. Adriamycin bei inoperablen oder metastasierenden Weichteilsarkomen. SAKK-Studie 23/72

Histologie	Patienten	Vorbehandlung		
	n =	Chir.	RT	CT
Spindelzell-Sarkom	10	8	7	
Fibro-Sarkom	5	4	3	
Leiomyo-Sarkom	4	3	2	1*
Lipo (Myxo)-Sarkom	4	3	3	
Hämangio-Sarkom	4	3	3	
Rhabdomyo-Sarkom	3	2	3	
Synovial-Sarkom	3	3	3	1*
Polymorphes Sarkom	2	2	1	
Chondro-Sarkom	2	2	0	
Andere Sarkome	7	5	6	1*
Alle auswertbaren Patienten	44	35	31	3

* Zytostatische Vorbehandlung: CCNU bzw. Methyl-CCNU

172

laufende Chemotherapiestudie strahlentherapeutisch angegangen worden sind. Vorbestrahlte Herde dienten nicht als für die Studie relevante Tumormessparameter. Nur 4 Patienten waren vorgängig chemotherapeutisch behandelt worden, 3 mit Nitrosoharnstoffderivaten, 1 mit Cyclophosphamid, alle ohne Erfolg.

Die Auswertungskriterien bezüglich Ausmass des Therapieerfolgs waren durch die gültigen Richtlinien der SAKK für kooperative Studien festgelegt: Vollständige Remission (CR) bedeutet dabei ein völliges Verschwinden sämtlicher fassbarer Tumormanifestationen sowie eine völlige Normalisierung aller tumorbedingten Symptome. Partialremission (PR) umschreibt eine objektive Teilrückbildung der messbaren Tumorherde mit Angabe in %-Reduktion des initial gemessenen Flächenmasses, meistens (aber nicht obligat) vergesellschaftet mit einer Besserung tumorbedingter subjektiver Beschwerden. Eine Tumorregression von weniger als 25 % Flächenmass wurde nicht als Therapieerfolg gewertet, sondern als stationärer Verlauf eingestuft (englisch: "no change" = NC). Progression bedeutet eine Zunahme messbarer Tumorparameter um mehr als 25 % Flächenmass bei 2 Kontrollen von mehr als 1 Woche Abstand, sowie insbesondere jedes Auftreten neuer Tumormanifestationen nach mehr als 2 Wochen Therapiedauer.

3. Resultate der Induktionsphase

Tab. 3 enthält die Resultate der Induktionsphase der Studie SAKK 23/72 bei den 44 auswertbaren Patientenverläufen mit Weichteilsarkomen. Von den 25 Patienten der Gruppe A (Adriamycin allein) erreichten 3 (= 13 %) eine messbare Partialremission von 30 – 75 % Flächenmass.

Tab. 3. Adriamycin bei inoperablen oder metastasierenden Weichteilsarkomen. Induktionsphase (Stichtag: 1. 4. 74). SAKK-Studie 23/72

Reg.	Behandlung	Pat. rand.	Pat. ausw.	Therapieeffekt			Pat. gest.	Pat. lebend
				PR	NC	P		
A	ADM	27	25	3 (13 %)	8	14	20	5
B	ADM + VCR + Predn.	23	19	9* (47 %)	4	5	14	5
Alle		50	44	12 (27 %)	12	19	34	10

* $p < 0,01$ zu Reg. A

Reg. A: PR + NC = 11/25 = 44 % $\}$ Differenz: $p < 0,05$
Reg. B: PR + NC = 13/19 = 68 %

Von den 19 auswertbaren Patienten der Gruppe B wurde bei wesentlich
mehr, nämlich 9 (= 47 %) eine objektivierbare Tumorrückbildung zwischen 25 - 90 % beobachtet. Die Wahrscheinlichkeit, dass dieser Unterschied durch Zufall zustande kam, liegt unter 1 %. Betrachtet man jedoch den Prozentsatz von Patienten mit Partialremission und stationärem Verlauf gemeinsam, so wird dieser Unterschied deutlich geringer
(44 versus 68 %), ist jedoch statistisch immer noch unter der 5 %-
Grenze signifikant. Die gesamte Remissionsquote für alle 44 Studienpatienten beträgt 12/74 (= 27 %), ein Wert, der mit den Resultaten
anderer Studien aus der neueren Erfahrung kooperativer onkologischer
Gruppen vergleichbar ist (1,7,9,11,16).

Die PR und NC verteilen sich auf folgende histologische Formen:
5/10 Spindelzellsarkome, 3/4 Fibrosarkome, 2/4 Liposarkome, 3/4 Leio-
myosarkome, 2/3 Synovialsarkome, 2/3 polymorphe Sarkome und 1/1
Ewing-Sarkom.

4. Toxicität

Die Toxicität der beiden Induktionsregimes A und B war bezüglich
hämatologischer Nebenwirkungen durchwegs gering: Nur 40 % der Patienten auf beiden Induktionstherapiearmen wiesen jemals eine Leukopenie <3000 auf und 15 % eine Thrombopenie von< 100'000/mm^3. Von Interesse ist die Tatsache, dass von den 12 Patienten mit Partialremission 6, und von denjenigen mit stationärem Tumorverlauf während
der Induktionsphase 5 Fälle nie Leukocytenwerte unter 3000 aufwiesen.

Die übrige Toxicität bezüglich Stomatitis, gastrointestinalen Nebenwirkungen und hepatischer Dysfunktion war gering und bedingte in
keinem Fall eine Dosisänderung bzw. einen Therapieabbruch. Subjektiv
unangenehm war für 90 % der Patienten eine schwere Adriamycin-be-
dingte und in Regime B wahrscheinlich durch Vincristin noch verstärk-
te Alopecie. Neurotoxicität in Form von distalen Parästhesien und/
oder Areflexie sowie motorischen Paresen traten nur bei einem kleinen Teil der Patienten des Regimes B auf (Vincristin). Die Kardiotoxicität zu Lasten von Adriamycin war mit 6/44 Fällen (= 14 %) nicht
vernachlässigbar: In 2 Fällen traten 1 bzw. 20 Stunden nach der 2.
bzw. 4. Adriamycin-Injektion letale kardiale Rhythmusstörungen auf
(in einem Fall dokumentiertes Kammerflimmern). In 4 weiteren Fällen
kam es nach kumulativen Dosen zwischen 180 - 320 mg Adriamycin zu
passageren Phasen von Tachykardie, Tachyarrhythmie sowie einem in-

farktähnlichen EKG-Bild ohne entsprechende klinische Infarktsymptome.
Die zu Beginn der Studie noch als relevanter Parameter angesehene
CPK-Erhöhung nach Adriamycin-Injektionen wurden in der Folge nicht
mehr als kardiotoxisches Kriterium verwertet, nachdem sich im Verlauf
der Studie zeigte, dass diese CPK-Veränderungen zumindest in einem
grossen Teil der Fälle wahrscheinlich auf andere Ursachen (intramuskuläre Injektionen, mechanische Traumen) zurückzuführen waren.

5. Resultate der Ehaltungstherapie

Remissionsdauer

Tab. 4 enthält die mittlere Dauer (Medianwerte) der Partialremissionen und stationären Tumorverläufe bei den 13 Patienten des Erhaltungs-
therapiearms C (Chlorambucil + Cytosin Arabinosid) sowie den 11 Fällen des Erhaltungsregimes D (wie C + monatliche Reinduktionen). Auffallend ist in beiden Erhaltungstherapiearmen die kurze Dauer von
knapp 2 1/2 - 3 Monaten für die Stabilisierung einer messbaren Tumorrückbildung bzw. eines stationären Tumorverlaufs bis zum Wiederauf-
treten einer dokumentierten Progression.

Tab. 4. Adriamycin bei inoperablen oder metastasierenden Weichteilsarkomen.
Erhaltungsphase (Stichtag: 1. 4. 74). SAKK-Studie 23/72

Reg.	Behandlung	Pat.	Mittlere Dauer von:*			Pat. lebend
			PR	NC	Überlebens-zeit	
C	Ara-C + CLB	13	75+Tage	85+Tage	275+Tage	4
D	Ara-C + CLB + ADM Reind.	11	63+Tage	95+Tage	243+Tage	6
Alle „Responders"		24		77+Tage	261+Tage	10
Alle „Nonresponders"		19		–	75+Tage	–

* Medianwerte

Überlebenszeit

Auch die Medianwerte der Überlebenszeit ab Therapiebeginn zeigen zwischen den beiden Erhaltungstherapieregimes keine signifikanten Unterschiede (8 bzw. 9 Monate). Im "einfacheren" Erhaltungstherapiearm C
leben derzeit (Stichtag der letzten Auswertung = 1.4.1974) noch 4,
im "komplexeren" Regime D noch 6 Patienten. Von diesen 10 noch le-

benden Patienten sind allerdings nur 3 derzeit noch in Remission, die
anderen unter wechselnder bzw. fehlender Nachfolgetherapie progredient.

Eindrücklich ist der Unterschied bezüglich der mittleren Lebenserwartung zwischen Patienten mit Progression, d.h. primärer Therapieresistenz auf Adriamycin in der Induktionsphase, und den sog. "responders" (Patienten mit Partialremission bzw. stationärem Tumorverlauf in der Induktionsphase). Während die "non-responders" im Mittel nach 2 1/2 Monaten alle verstorben sind, beträgt die mittlere Lebenserwartung der "responders" knapp 9 Monate, wobei diese Zahl noch steigen wird, da derzeit noch 10 der 24 Patienten mit PR bzw. NC am Leben sind. 5

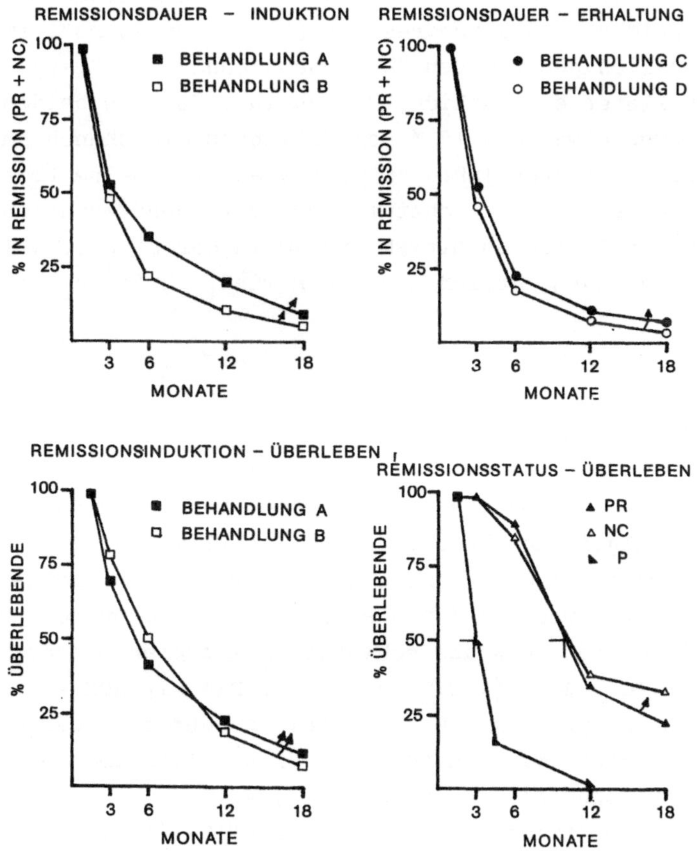

Abb. 2. Einfluss des Induktionsregimes (A, B), der Erhaltungstherapie (C, D) bzw. des therapeutischen Ansprechens (PR, NC, P) auf Remissionsdauer und Überlebenszeit. PR = Partialremission; NC "No Change" (stationärer Tumorverlauf); P = Tumorprogression

dieser 24 "responders" leben heute noch mehr als 2 Jahre nach Therapiebeginn. Die meisten zeigten jedoch eine Wiederverschlechterung
ihrer messbaren Tumorherde und wurden teilweise mit Erfolg in der
Zwischenzeit weiteren Phase-1- bis Phase-2-Chemotherapiestudien zu-
geführt oder nachträglich bestrahlt.

Abb. 2 veranschaulicht, dass bezüglich Remissionsdauer kein Unterschied zwischen den beiden Induktionschemotherapieregimes A und B
sowie auch den beiden Erhaltungstherapieregimes C und D besteht.
Auch bezüglich der mittleren Lebenserwartung besteht kein nennens-
werter Unterschied zwischen den beiden Induktionsregimes A und B bzw.
den beiden (hier im Bild nicht gezeigten) Erhaltungstherapiearmen C
und D. Die oben bereits erwähnte rasche Absterbekurve der Patienten
mit primärer Tumorprogression ("non-responders") im Gegensatz zu der
wesentlich günstigeren Überlebenschance der "responders" wird optisch
noch klarer ersichtlich. Es scheint, dass in beiden Erhaltungstherapiearmen etwa 10 - 15 % der Patienten die Chance haben, langfristig
während mehrerer Jahre zu überleben, teilweise trotz erneutem - jedoch gebremstem - Wachstum ihrer Tumormanifestationen. Der Prozentsatz von Patienten mit PR und NC in der Studie, welcher 2 bis mehr
Jahre voraussichtlich überleben wird, dürfte um ca. 25 - 30 % schwanken.

6. Diskussion

Adriamycin (ADM) stellt eine echte Bereicherung der chemotherapeutischen Möglichkeiten bei Weichteilsarkomen dar. Die tabulierte Remissionsrate bei dieser heterogenen Gruppe von Neoplasien des Binde-
und Stützgewebes bei 176 Patienten (Zusammenstellung aus der Literatur) beträgt 26 % und schwankt in mehreren mitgeteilten Studien zwischen 10 - 40 % (1,2,9-13,15-17). Die mit ADM erzielten Remissionsraten entsprechen damit denjenigen oder sind besser als die Remissionsziffern mit anderen bei Weichteilsarkomen aktiven Medikamenten
wie Cyclophosphamid, Vincristin, Actinomycin D und 5-(3,3-dimethyl-
1-triazeno)imidazol-4-carboxamid(DTIC) (1,6,10).

Die in unserer vorliegenden Studie relativ geringe objektive Remis-
sionsrate von 13 % Partialremissionen mit ADM allein entspricht den
Resultaten der Mayo-Clinic (1,10), liegt jedoch etwas tiefer als die
Remissionsziffern der übrigen oben genannten Tumorzentren bzw. koope-

rativen onkologischen Gruppen. Die während 28 Tagen verabreichte Dosis von ADM ist in unserem Studienprotokoll den Therapieschemen anderer ähnlicher Studien vergleichbar, das Intervall der verabreichten Adriamycin-Injektionen jedoch verschieden (40 mg/m^2 ADM i.v. alle 14 Tage versus 60 mg/m^2 ADM i.v. versus 60 mg/m^2 ADM i.v. alle 21 Tage in amerikanischen Studien).

Es scheint nach unserer Erfahrung, dass durch die Kombination von ADM mit Vincristin und Corticosteroiden (Dexamethason bzw. Prednison) eine signifikante Steigerung der Anzahl von messbaren Partialremissionen auf 47 % möglich ist (Tab. 3). Eine ähnliche Steigerung der Remissionsziffern wurde von GOTTLIEB und Mitarbeitern in einer Studie der South West Oncology Group mitgeteilt, wobei es durch Kombination von ADM mit DTIC gelang, die mit ADM allein erzielte Remissionsrate von 27 % auf 36 % zu steigern (1,7), wobei es sich dabei um einen sequentiellen historischen Vergleich und nicht um eine randomisierte prospektive Studie handelt. Während die Daten von GOTTLIEB und Mitarb. mit der Kombination ADM + DTIC möglicherweise eine Verlängerung der mittleren Remissionsdauer auf 6+ Monate andeuten (im Vergleich mit 4 Monaten unter ADM allein), ist in unserer Studie die mittlere Remissionsdauer ungeachtet der Art der beiden Induktionsregimes sowie der Art der Erhaltungstherapie mit 2 1/2 - 3 Monaten recht kurz.

Wegen der heterogenen Zusammensetzung jeder Gruppe von Patienten mit Weichteilsarkomen ist eine bindende Aussage über das vergleichende therapeutische Ansprechen der einzelnen histologischen Typen kaum möglich (1,7,10). Auch bei gebührender Berücksichtigung der kleinen Fallzahlen pro histologische Untergruppe ist es im Rahmen unserer Studie interessant zu beobachten, dass 5 von 10 Patienten mit Spindelzellsarkomen, je 3 von 4 Fällen mit Fibro- bzw. Leiomyosarkomen, 2 von 4 Fällen mit Lipo-, 2 von 3 mit Synovial- sowie 2 von 2 Fällen mit polymorphen Sarkomen eine PR bzw. einen stationären Tumorverlauf aufwiesen.

Im Gegensatz zur erheblichen hämatologischen Toxicität von ADM bei ausgedehnt vorbestrahlten bzw. vor-chemotherapierten Patienten,(z.B. rezidivierende Mammacarcinome) hielten sich die Nebenwirkungen bei Patienten mit lediglich lokal gezielt vorbestrahlten bzw. chirurgisch behandelten Weichteilsarkomen in durchaus tolerablem Rahmen. Von Interesse ist die Tatsache, dass von den 12 Patienten mit Partialremission 6 und von den Patienten mit stationärem Tumorverlauf 5 nie eine

Leukopenie unter 3000 aufwiesen. Für ein Krankengut mit chemotherapeutisch und strahlentherapeutisch nicht wesentlich vorbehandelten
Tumoren scheinen deshalb die in der vorliegenden Studie gewählten
Adriamycin-Dosen wahrscheinlich etwas unterschwellig zu liegen und
könnten in einem Nachfolgeprotokoll gesteigert werden. Die subjektive (gastrointestinale) Toxicität hielt sich in bescheidenem Rahmen.
Die Kardiotoxicität war nicht unerheblich und führte mit grosser Wahrscheinlichkeit in 2 Fällen bei relativ geringen kumulativen Dosen
durch letale kardiale Rhythmusstörungen zum vorzeitigen Exitus. Dies
steht in einem gewissen Gegensatz zur Ansicht von BLUM und CARTER,
welche aufgrund ihrer Literaturanalyse aussagen, dass die arrhythmi-
schen Störungen und EKG-Veränderungen nach Adriamycin-Injektionen
ohne nennenswerte Morbilität bzw. Mortalität verlaufen und praktisch
immer reversibel sind (1,7). Wegen der eher tief gehaltenen Adriamycin-Dosen in den Induktionsarmen A und B sowie den monatlichen
Intervallen für die ADM-Injektionen in Erhaltungsarm D und in Anbe-
tracht der eher kurzen mittleren Remissionsdauer überschritten bisher nur 2 unserer Patienten die kritische kumulative ADM-Dosis von
550 mg/m^2 Körperoberfläche, nach welcher eine oft therapierefraktäre
Kardiomyopathie mit deutlich erhöhtem Risiko aufzutreten pflegt (1,
7,13). Die Toxicitätsdaten unserer Studie werden in der endgültigen
Studienanalyse anderweitig im Detail publiziert.

Noch weitgehend ungelöst ist das Problem der optimalen Erhaltung
einer mittels ADM bzw. ADM-Kombinationen erzielten Tumorremission
bei Weichteilsarkomen. Die Wahl der Erhaltungstherapie (Basisbehand-
lung Chlorambucil + Cytosin Arabinosid bzw. Basistherapie + monatliche Reinduktionen mit ADM, Vincristin und Corticosteroiden) war in
unserer Studie im wesentlichen bedingt durch eine parallel randomisierte Studie bei rezidivierenden Mammacarcinomen. Eher unerwarteter-
weise waren jedoch die mittleren Remissionsdauern sowie auch die mittleren Überlebenszeiten in beiden Erhaltungstherapiearmen C und D praktisch identisch. Mit beiden Induktionsregimes sowie mit beiden Erhaltungstherapieregimes haben ca. 10 - 15 % der Patienten die Chance,
längerfristig während 1 1/2 Jahren und mehr zu überleben, teilweise
trotz erneutem - jedoch deutlich gebremstem - Wachstum ihrer Tumorherde. Wie in den meisten anderen kontrollierten Studien sind dabei
die mittleren Überlebenschancen der Patienten mit messbarer Tumorreduktion (PR) bzw. stationärem Verlauf nach früherer Progression (NC)
deutlich günstiger als diejenigen der Patienten mit primärem Therapie-
versagen. Wie bei anderen kontrollierten Studien der SAKK (z.B. meta-

stasierendes Mammacarcinom, disseminiertes Ovarialcarcinom, disseminiertes malignes Melanom) zeigt auch die Remissions- und Überlebens-
Analyse der vorliegenden Studie bei Weichteilsarkomen, dass bezüglich
mittlerer Remissionsdauer und mittlerer Überlebenszeit kein Unterschied zwischen Patienten mit messbarer Tumorregression und therapie-
induziertem stationärem Tumorverlauf besteht (3). Dies steht in schar-
fem Gegensatz zur Situation bei akuten Leukämien und malignen Lymphomen, bei welchen Krankheiten eine deutliche Korrelation zwischen dem
Ausmass der Remission und der mittleren Remissions- sowie Überlebenszeit besteht (8,14).

Aufgrund der derzeit vorliegenden Überlebensdaten unserer Weichteil-
sarkomstudie ist anzunehmen, dass etwa 20 - 25 % der Patienten mit
Partialremission bzw. stationärem Tumorverlauf 2 Jahre nach Therapiebeginn noch leben werden, die meisten trotz Termination ihrer tem-
porären Remission. Es ist dabei möglich, dass die frühere Wachstums-
potenz ihres Weichteilsarkoms durch die vorerst erfolgreiche cytostatische Therapie mit ADM bzw. ADM-Kombinationen reduziert wurde und
einem biologisch "langsameren" Tumorwachstum Platz machte, wobei unter
Umständen immunologische Faktoren im Sinne einer "Immunalteration"
bzw. eines neuen Gleichgewichts zwischen Tumor und humoraler und/oder
cellulärer Immunabwehrlage des Tumorträgers entstanden ist.

In der vorliegenden Studie wurde Adriamycin im Induktionsarm B wegen
der zu erwartenden hämatologischen Toxicität mit den nicht myelosuppressiven Medikamenten Vincristin und Corticosteroiden kombiniert.
Nachdem die Studie zeigt, dass die Toleranz zumindest dieses in der
Regel wenig vorbehandelten Krankengutes für ADM höher ist als damals
(1971) erwartet, wird in einer geplanten Nachfolgestudie der SAKK
aufgrund der günstigen Erfahrungen einzelner amerikanischer Studien-
gruppen eine Kombination von Adriamycin mit weiteren, bei Weichteilsarkomen aktiven, jedoch ebenfalls myelosuppressiven Cytostatica wie
DTIC, Actinomycin D und Cyclophosphamid geplant. Vorrangige Studien-
ziele sind dabei erstens die Erhöhung der Rate messbarer Remissionen
auf über 50 %, zweitens das Erzielen von bisher nur ausnahmsweise erreichten Vollremissionen und drittens Verlängerung der mittleren Re-
missions- und mittleren Überlebenszeiten.

Zusammenfassung

Die Schweizerische Arbeitsgruppe für Klinische Krebsforschung führte
1972/73 bei 50 Patienten mit inoperablen und/oder metastasierenden
Weichteilsarkomen eine prospektive therapeutische Studie unter Ein-
schluss des neuen Cytostaticums Adriamycin durch. 44 Patientenverläufe sind derzeit auswertbar. In der Induktionsphase erreichten 3/37
Patienten (= 13 %) mit Adriamycin allein sowie 9/23 Patienten (= 47%)
mit Adriamycin + Vincristin + Corticosteroiden eine messbare Tumorrückbildung zwischen 25 - 90 % Flächenmass (P < 0,01). Bei gemeinsamer
Berücksichtigung von PR + NC ("responders") sind die Ergebnisse der
Induktionsbehandlung weniger ausgeprägt: 44 % für Adriamycin allein
bzw. 68 % für Adriamycin in Kombination (P ≤ 0,05). Die Toxicität beider Induktionsregimes bezüglich hämatologischer Nebenwirkungen war
durchwegs tolerabel. Mit beiden wiederum randomisierten Erhaltungsregimes (Chlorambucil + Cytosin Arabinosid sowie Chlorambucil +
Cytosin Arabinosid + monatliche Reinduktionen mit Adriamycin) war
die mittlere Remissionsdauer mit 2 1/2 bis 3 Monaten eher kurz. Die
Medianwerte der Überlebenszeit ab Therapiebeginn waren bei beiden
Erhaltungstherapieregimes gleich (8+ bzw. 9+ Monate). Patienten mit
messbarer Tumorreduktion bzw. stationärem Tumorverlauf nach der In-
duktionstherapiephase überlebten deutlich länger als Patienten mit
primärer Tumorprogression. 10/24 Patienten mit PR und NC waren im
Zeitpunkt der Studienauswertung noch am Leben, 5 davon länger als
2 Jahre nach Therapiebeginn. Die Studienresultate werden im Quer-
vergleich mit den Ergebnissen anderer kooperativer Tumorchemothera-
piegruppen bei Weichteilsarkomen diskutiert.

L i t e r a t u r

1. BLUM, R.H., CARTER, S.K.:
   Adriamycin: a new anticancer drug with significant clinical
   activity.
   Ann. intern. Med. 80, 249, 1974.

2. BONEDANNO, G., MONFARDINI, S., DE LENA, M. et al.:
   Phase 1 and preliminary phase 2 study evaluation of adriamycin
   (NSC 123 127).
   Cancer Res. 30, 2572, 1970.

3. BRUNNER, K.W., MARTZ, G., SENN, H.J. et al.:
   Kontrollierte Untersuchungen über cytostatische Kombinations-
   therapien beim metastasierenden Mammacarcinom.
   Internist 14, 643, 1973.

4. CORTES, E.P., HOLLAND, J.F., WANG, J.J. et al.:
Doxorubicin in disseminated osteosarcoma.
JAMA 221, 1132, 1972.

5. FRIEDMANN, M.A., CARTER, S.K.:
The therapy of osteogenic sarcoma, current status and thoughts
for the future.
J. Surg. Oncol. 1, 482, 1972.

6. GOLDSMITH, M.A., FRIEDMANN, M.A., CARTER, S.K.:
Clinical brochure on DITC (NSC 45388).
National Cancer Institute, Bethesda, 1972.

7. GOTTLIEB, J.A., BAKER, L.H., QUAGLIANA, J.M. et al.:
Chemotherapy of sarcomas with a combination of adriamycin
and DTIC.
Cancer 30, 1632, 1972.

8. JUNGI, W.F.:
Therapie der akuten Leukämie.
Schweiz.med.Wschr. 103, 1310, 1973.

9. KRAKOFF, I.H.:
Adriamycin in adults with neoplastic disease,
in International Symposium on Adriamycin, ed. by Carter,S.K.,
Di Marco, A., Ghione, M. et al.
Springer Verlag New York Inc. 1972, p. 165.

10. LIVINGSTON, R.B., CARTER, S.K.:
Single agents in cancer chemotherapy.
IFI/Plenum Press, New York, 1970.

11. MIDDLEMAN, E., LUCE, J.K., FREI, E.:
Clinical trials with adriamycin.
Cancer 32, 9, 1971.

12. O'BRYAN, R.M., LUCE, J.K., TALLEY, R.W. et al.:
Phase 2 evaluation of adriamycin in human neoplasia.
Cancer 32, 1, 1973.

13. OLDHAM, R.V., POMERY, T.C.:
Treatment of Ewing's Sarcoma with Adriamycin (NSC 123 127).
Cancer Chemother. Rep. 56, 635, 1972.

14. SENN, H.J.:
Fortschritte der Kombinationschemotherapie maligner Lymphome.
Schweiz. Rundschau Med. (PRAXIS) 60, 1589, 1973.

15. SHNIDER, B.:
Soft tissue sarcomas
in Cancer Chemotherapy II, ed. by Brodsky I. and Kahn, S.B.,
Grune & Stratton, New York 1972, p. 209.

16. TAN, C., WOLLNER, N., KING, O. et al.:
Adriamycin, an antitumor antibiotic in the treatment of
neoplastic disease.
Cancer 32, 9, 1973.

17. WANG, J., CORTES, E.P., SINKS, L. et al.:
Therapeutic effects of adriamycin in patients with neoplastic
diseases.
Cancer 28, 837, 1971.